舌診論

新・臨床中医学 舌診篇

改訂増補版

陳 勇

花乱社

はじめに

　舌診というのは，舌の状態から人体の異常を調べる方法であり，伝統医学における何千年前からの診察方法である。舌診は，中医学における"四診"（望診・聞診・問診・切診）という診察方法中の一つである望診において重要な位置を占める。中医学では"四診"で患者さんを診察し，中医学の理論で分析して直観的に証を定めるが，その中で舌診それに脈診は特別に重要な診察方法となっている。

　舌診と脈診を較べると，脈診にはやはり個人の感覚の差があって，10人の医者が同じ患者を診察しても，共通の脈診を得られるかどうかは非常に困難であるが，舌診は分りやすくて，誰が見てもだいたい同じ結果を得られる。しかし，今までの舌診の見方は，はっきりと分からないことが多く，イメージで決めて，病理状態も曖昧であった。

　そこで筆者は，デジタルカメラでたくさんの舌をきれいに撮影し，コンピュータで観察し，舌診の見方を体系的に分類した。さらに，舌診病理状態と臨床症状，脈診，動き負荷テストなどを統計的に再検討した。これにより，診断の標準化や，治療前後の舌診の変化を正確に評価することができるようになった。

　このような事情からも，今日，伝統医学（漢方・鍼灸・按摩・指圧など）の治療方法を使う時には舌診の診察方法がよく用いられている，と言えるのである。

　本書では，約2万例の臨床の舌診から，はっきりと分かりやすいものを選び出し，「新・臨床中医学」の考え方に基づいて，正常な舌質の色と形及び舌苔の色と形，異常な舌質の色（紫絳・紫・暗・淡白・偏紅・紅・絳・絳暗）と形（歯痕・光滑・裂紋・嫩・痩・小・短・芒刺・斜・巻・瘀血点・胖・大・舌瘡・舌腫）及び異常な舌苔の色（白・白黄・白中黄・黄・黒）と形（薄・厚・潤・燥・膩・腐・剝）をそれぞれ掲げ，体系的・理論的に分類して，カラー写真を参照しながら説明した。

　次に，舌診の種類別に，舌診の見方（見分け方），鑑別，各舌診のメカニズム，タイプ分けをし，その上で，臨床でよく見られる舌診の種類と種類の間の舌質の色と形，舌苔の色と形との間の関係についても分析して検討を加えた。その中では，例えば，従来，熱とよく関係があるとされてきた絳舌のメカニズムが瘀血の病理状態にも関係があることなど，これまでの考え方とは違う見方も打ち出している。

　さらに，症例として，「新・臨床中医学」の「問診診察診断システムソフト」を用いて，患者さんの臨床症状を調べて弁証し，証に従って漢方と鍼灸の治療方法を用いて治療した前後の舌診の変化を較べて解説した。

また，舌診の分析データと臨床症状を較べ，その治療前後の結果から，各種類の舌診に対して病理状態を「重（Ⅲ）・中（Ⅱ）・軽（Ⅰ）」と量的に分けてみたが，これは臨床の舌診を標準化して，患者さんの治療前後の効果を評価する時に役立つのではないかと思う。

　最後に，「新・臨床中医学」の理論に基づいて，臨床症状・所見・舌診・脈診・動き負荷テストのデータを併せて統計的に検討し，各種舌診の病理状態を解明して，従来の舌診の病理状態を見直し，新しい考え方を加えて，分かりやすくて簡単な舌診の臨床診断ポイントや診察カルテとして提唱した。さらに，「舌診の診察診断システムソフト」（別売り）を開発して，共通な診断（弁証）や治療ができるよう提唱した。

　このように本書では，舌診を分かりやすくカラー写真をまじえて体系的に解説し，筆者の新しい見方も加えて打ち出している。これから舌診を勉強しようとする初心者にも学びやすく，また，ある程度の経験者や研究者にも役立つよう工夫して編集をしたつもりである。

　舌診がより多くの人に理解され，舌診が診察方法としてより広く普及していくことを願ってやまない。

　　2018年5月

　　　　　　　　　　　　　　　　　　　　　　　　　　　　　　　　陳　勇

目　　次

はじめに ……………………………………………………………………………… 3

第1章　概　　　論 …………………………………………………………… 11

第1節　舌と臓腑の関係 …………………………………………………… 11
第2節　舌診の臨床価値 …………………………………………………… 12
第3節　舌診の診察方法 …………………………………………………… 12
　　　1　光線　12　／　2　角度　12　／　3　飲食　13　／　4　場所　13

第2章　総　　　論 …………………………………………………………… 14

第1節　正常な舌診 ………………………………………………………… 14
（一）正常な舌質 ……………………………………………………………… 15
　　　1　舌質の色（舌色）　15　／　2　舌質の形（舌形）　15
（二）正常な舌苔 ……………………………………………………………… 15
　　　1　舌苔の色（苔色）　16　／　2　舌苔の形（苔形）　16
第2節　異常な舌診 ………………………………………………………… 17
（一）異常な舌質 ……………………………………………………………… 17
　　　1　舌質の色　17　　（1）紫絳舌　17　　（2）紫舌　18　　（3）暗舌　18
　　　　　　　　　　　　　（4）淡白舌　19　　（5）偏紅舌　19　　（6）紅舌　20
　　　　　　　　　　　　　（7）絳舌　20　　＊絳暗舌　21　　■舌質の色のまとめ　21
　　　2　舌質の形　22　　（1）歯痕舌　22　　（2）光滑舌　22　　（3）裂紋舌　23
　　　　　　　　　　　　　（4）嫩舌　23　　（5）痩舌・小舌　24　　（6）短舌　24
　　　　　　　　　　　　　（7）芒刺舌　25　　（8）斜舌・巻舌　25
　　　　　　　　　　　　　（9）瘀血点舌　26　　（10）胖舌・大舌　26
　　　　　　　　　　　　　（11）舌瘡舌（潰瘍舌）　27　　（12）舌腫舌（舌瘤舌）　27

（二）異常な舌苔⋯⋯⋯⋯⋯⋯⋯⋯⋯⋯⋯⋯⋯⋯⋯⋯⋯⋯⋯⋯⋯⋯⋯⋯⋯⋯⋯⋯⋯⋯⋯⋯⋯28
　　　　1　舌苔の色　28　　（1）白黄苔　28　　（2）白中黄苔　28　　（3）黄苔　29
　　　　　　（4）黒苔　29　　■舌苔の色のまとめ　30
　　　　2　舌苔の形　30　　（1）厚苔　30　　（2）膩苔　31　　（3）腐苔　31
　　　　　　（4）潤苔　32　　（5）燥苔　32　　（6）剝苔　33
　　　　　　■舌苔の形のまとめ　33

第3節　危険な舌診⋯⋯⋯⋯⋯⋯⋯⋯⋯⋯⋯⋯⋯⋯⋯⋯⋯⋯⋯⋯⋯⋯⋯⋯⋯⋯⋯⋯⋯⋯⋯⋯34
　　　　1　神がない舌質　34　／　2　神がない舌苔（浮苔）　34

第3章　舌診の分析⋯⋯⋯⋯⋯⋯⋯⋯⋯⋯⋯⋯⋯⋯⋯⋯⋯⋯⋯⋯⋯⋯⋯⋯35

第1節　働きとの関係⋯⋯⋯⋯⋯⋯⋯⋯⋯⋯⋯⋯⋯⋯⋯⋯⋯⋯⋯⋯⋯⋯⋯⋯⋯⋯⋯⋯⋯⋯⋯35
　　（一）歯痕舌⋯⋯⋯⋯⋯⋯⋯⋯⋯⋯⋯⋯⋯⋯⋯⋯⋯⋯⋯⋯⋯⋯⋯⋯⋯⋯⋯⋯⋯⋯⋯⋯⋯⋯35
　　　　1　鑑別：（嫩舌）　36　／　2　定量化　36
　　　　3　分析　37　　（1）舌質の色との関係　37　　（2）舌質の形との関係　37
　　　　　　（3）舌苔の色との関係　37　　（4）舌苔の形との関係　37

第2節　栄養との関係⋯⋯⋯⋯⋯⋯⋯⋯⋯⋯⋯⋯⋯⋯⋯⋯⋯⋯⋯⋯⋯⋯⋯⋯⋯⋯⋯⋯⋯⋯⋯38
　　（一）光滑舌⋯⋯⋯⋯⋯⋯⋯⋯⋯⋯⋯⋯⋯⋯⋯⋯⋯⋯⋯⋯⋯⋯⋯⋯⋯⋯⋯⋯⋯⋯⋯⋯⋯⋯38
　　　　1　鑑別：（潤苔）　38
　　　　2　分析　39　　（1）舌質の色との関係　39　　（2）舌質の形との関係　39
　　　　　　（3）舌苔の色との関係　39　　（4）舌苔の形との関係　39

第3節　働き・栄養との関係⋯⋯⋯⋯⋯⋯⋯⋯⋯⋯⋯⋯⋯⋯⋯⋯⋯⋯⋯⋯⋯⋯⋯⋯⋯⋯⋯40
　　（一）裂紋舌⋯⋯⋯⋯⋯⋯⋯⋯⋯⋯⋯⋯⋯⋯⋯⋯⋯⋯⋯⋯⋯⋯⋯⋯⋯⋯⋯⋯⋯⋯⋯⋯⋯⋯40
　　　　1　鑑別：（苔の割れ）　40　／　2　定形　40　／　3　定量化　42
　　　　4　分析　42　　（1）舌質の色との関係　42　　（2）舌質の形との関係　42
　　　　　　（3）舌苔の色との関係　43　　（4）舌苔の形との関係　43

　　（二）嫩　舌⋯⋯⋯⋯⋯⋯⋯⋯⋯⋯⋯⋯⋯⋯⋯⋯⋯⋯⋯⋯⋯⋯⋯⋯⋯⋯⋯⋯⋯⋯⋯⋯⋯⋯43
　　　　1　鑑別：（歯痕舌）　43　／　2　定量化　43
　　　　3　分析　43　　（1）舌質の色との関係　43　　（2）舌質の形との関係　44
　　　　　　（3）舌苔の色との関係　44　　（4）舌苔の形との関係　44

　　（三）小　舌⋯⋯⋯⋯⋯⋯⋯⋯⋯⋯⋯⋯⋯⋯⋯⋯⋯⋯⋯⋯⋯⋯⋯⋯⋯⋯⋯⋯⋯⋯⋯⋯⋯⋯44
　　　　1　鑑別：（痩舌）　44

2　分析　45　　（1）舌質の色との関係　45　　（2）舌質の形との関係　45
　　　　　　　　　（3）舌苔の色との関係　45　　（4）舌苔の形との関係　45

（四）短　舌……………………………………………………………………………45
　　1　定量化　45
　　2　分析　45　　（1）舌質の色との関係　46　　（2）舌質の形との関係　46
　　　　　　　　　（3）舌苔の色との関係　46　　（4）舌苔の形との関係　46

（五）痩　舌……………………………………………………………………………46

第4節　異常な排泄物との関係……………………………………………………47

（一）潤　苔……………………………………………………………………………47
　　1　鑑別：（光滑舌）　47　／　2　定量化　47
　　3　分析　48　　（1）舌質の色との関係　48　　（2）舌質の形との関係　48
　　　　　　　　　（3）舌苔の色との関係　48　　（4）舌苔の形との関係　48

（二）膩　苔……………………………………………………………………………49
　　1　鑑別　49　　（1）厚苔との鑑別　49　　（2）腐苔との鑑別　49
　　2　種類　50　　（1）白膩苔　50　　（2）黄膩苔　51　　（3）白中黄膩苔　51
　　3　定形　52　／　4　定量化　52
　　5　分析　52　　（1）舌苔の色との関係　52　　（2）舌質の形との関係　52

（三）腐　苔……………………………………………………………………………53
　　1　鑑別　54　　（1）厚苔との鑑別　54　　（2）膩苔との鑑別　54
　　2　種類　54　／　3　定量化　55　／　4　分析　55

（四）厚　苔……………………………………………………………………………55
　　1　鑑別　56　　（1）薄苔との鑑別　56　　（2）膩苔との鑑別　56
　　　　　　　　　（3）腐苔との鑑別　56

（五）剥　苔……………………………………………………………………………56
　　1　定形　57
　　2　分析　57　　（1）舌質の色との関係　57　　（2）舌質の形との関係　57
　　　　　　　　　（3）舌苔の色との関係　57　　（4）舌苔の形との関係　57

第5節　気血の流れの病理状態との関係……………………………………………58

（一）斜舌・巻舌………………………………………………………………………58
　　1　斜舌の定量化　58　／　2　斜舌・巻舌の種類　59　／　3　分析　60

（二）瘀血斑・線・点…………………………………………………………………60
　　1　見方　60　　（1）瘀血点舌　60　　（2）瘀血線舌　61　　（3）瘀血斑舌　61

2　鑑別　62　　（1）偽瘀血点　62　　（2）芒刺舌　62

　　　3　定量化　63

　　　4　分析　65　　（1）舌質の色との関係　65　　（2）舌質の形との関係　65

　　　　　　　　　　（3）舌苔の色との関係　65　　（4）舌苔の形との関係　65

　第6節　寒・熱との関係……………………………………………………………66

　　（一）紫　舌……………………………………………………………………66

　　　1　鑑別：（紫絳舌・暗舌・淡泊舌との区別）　66　／　2　定量化　67　／　3　分析　67

　　（二）紅　舌……………………………………………………………………67

　　　1　鑑別：（偏紅舌・絳舌との区別）　68　／　2　分析　68

　　（三）絳　舌……………………………………………………………………68

　　　1　鑑別：（紫絳舌）　69　／　2　分析　69

　　（四）黄　苔……………………………………………………………………69

　　　1　鑑別：（白黄苔・白中黄苔）　70

　　（五）白中黄苔…………………………………………………………………70

　　　1　鑑別　70　　（1）黄苔との鑑別　70　　（2）白黄苔との鑑別　70

　　　2　分析　70

　　（六）白黄苔……………………………………………………………………71

　　（七）紫絳舌……………………………………………………………………71

　　　1　鑑別　71　　（1）紫苔との鑑別　71　　（2）絳舌との鑑別　71

　　　2　分析　71

　第7節　実の病理状態との関係……………………………………………………72

　　（一）胖　舌……………………………………………………………………72

　　　1　鑑別：（痩舌）　72　／　2　種類　72　／　3　分析　73

　　（二）大　舌……………………………………………………………………73

　　　1　鑑別：（小舌）　73　／　2　種類　74　／　3　分析　74

第4章　臨床症例……………………………………………………………75

第1節　危険な舌診……………………………………………………………………75

　　　【症例1】　75

第2節　働　き（歯痕舌）……………………………………………………………76

【症例2】 76
第3節　栄　養（光滑舌） …………………………………………………… 77
　　　【症例3】 77
第4節　働き・栄養（裂紋舌・嫩舌・小舌・短舌） …………………… 78
　　　【症例4】裂紋　78　　【症例5】裂紋　79　　【症例6】嫩舌　80
　　　【症例7】小舌　80　　【症例8】短舌　81
第5節　異常な排泄物 ………………………………………………………… 82
　（一）潤　苔 ……………………………………………………………………… 82
　　　【症例9】　82　　【症例10】　83
　（二）膩　苔 ……………………………………………………………………… 84
　　　【症例11】　84　　【症例12】　84
　（三）腐　苔 ……………………………………………………………………… 85
　　　【症例13】　85
　（四）厚　苔 ……………………………………………………………………… 86
　　　【症例14】　86
第6節　気血の流れの異常 …………………………………………………… 87
　（一）気　滞（気の流れの異常） ……………………………………………… 87
　　　【症例15】斜舌　87　　【症例16】斜舌　88
　（二）瘀　血（血の流れの異常） ……………………………………………… 89
　　　【症例17】瘀血斑点　89
第7節　その他 ………………………………………………………………… 91
　　　【症例18】舌瘡　91

第5章　臨床診断ポイント ……………………………………………… 92

第1節　診断ポイント ………………………………………………………… 93
　（一）舌質の色 …………………………………………………………………… 93
　　　1　淡紅舌　93　／　2　淡白舌　93　／　3　暗舌　93　／　4　紫舌　93
　　　5　紫絳舌　93　／　6　偏紅舌　94　／　7　紅舌　94　／　8　絳舌　94
　（二）舌質の形 …………………………………………………………………… 94
　　　1　歯痕舌　94　／　2　光滑舌　95　／　3　裂紋舌・嫩舌・瘦舌・小舌・短舌　95

　　　　4　斜舌・巻舌　95　／　5　瘀血斑・線・点舌　95　／　6　芒刺舌　96

　　　　7　胖舌・大舌　96　／　8　舌瘡舌　96　／　9　腫瘤舌　96

　　（三）舌苔の色 ……………………………………………………………………… 96

　　　　1　白苔　96　／　2　白黄苔　96　／　3　白中黄苔　97　／　4　黄苔　96

　　　　5　黒苔　97

　　（四）舌苔の形 ……………………………………………………………………… 97

　　　　1　薄苔　97　／　2　厚苔　97　／　3　膩苔　98　／　4　腐苔　98　／　5　潤苔　98

　　　　6　燥苔　98　／　7　剝苔　98

　第2節　弁証名の書き方 …………………………………………………………… 99

　　　1　虚証名　99　／　2　寒証名　99　／　3　気滞証名　99　／　4　瘀血証名　100

　　　5　痰・食・水飲・湿・濁証名　100

　　　6　熱証名・熱の互結証名・鬱熱証名・熱化証名　100

　　　　　　　　（1）熱証名　100　　　（2）熱互結証名　101

　　　　　　　　（3）鬱熱証名　101　　　（4）熱化証名　101

　あとがき ……………………………………………………………………………… 103

第1章 概　論

　舌診とは，舌の状態を観察して，人体の生理状態と病理状態を調べることである。それは，"四診"の中の望診の重要な内容であり，中医学の診察方法の中で脈診と並ぶ手段の一つである。

　紀元前3～5世紀に成立した『内経』という本には，すでに「察舌弁証」と治療のことが載っている。例えば，舌巻，舌干，舌転，舌強，舌痛，舌萎，舌短，舌焦など，舌体の病変についての記述がある。また，紀元1～2世紀の『傷寒論』という本にも，舌の色の診断法と苔の観察法の記述がある。

　下って元の時代になると，舌診は専門の研究分野になった。1341年，敖氏原先生は『敖氏傷寒金鏡録』という舌診の専著の中で，14個の舌診の名前とその他の36種類を論述している。

　明清の時代には，申斗垣先生の『傷寒観舌心法』(137舌)，張登誕先生の『傷寒舌鑑』(120図)，傅松元先生の『舌苔統志』(舌色の分類：枯白，淡白，淡紅，正紅，絳，紫，青，黒)，梁玉瑜先生の『舌鑑弁証』，王文選先生の『舌鑑』(149舌と全舌分経図)，曹炳章先生の『彩図　弁舌指南』(128図)など，舌診の専門本が作られた。

第1節　舌と臓腑の関係

　舌診と臓腑学説との関係について，『舌鑑弁証』には「舌根は腎で（命門・膀胱），舌中の左は胃で，舌中の右は脾で，舌前の中間は肺で，舌尖は心で，舌辺の左は肝で，舌辺の右は胆である」と述べられている。そのことを臨床の剥苔の舌診写真で説明すると，以下の通りとなる。臨床では，すべてその通りというわけではなく，時々こんなこともあると思ったほうがいい。

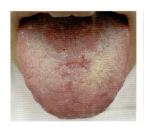　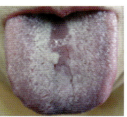　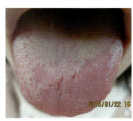　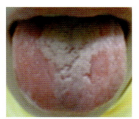

　根部（腎・膀胱）　　中部（脾・胃）　　前部（心・肺）　　辺部（肝・胆）

第2節　舌診の臨床価値

　舌診は，中医学の"四診"という診察方法中の一部分である。臨床時には，舌診のデータと"四診"のほかのデータを合わせて"取捨"を決め，弁証論治をする。

　本書では，「新・臨床中医学」の考え方に基づいて，舌診を臨床との関係で再検討した。舌診の病理状態では，舌質の色と形，舌苔の色と形に分けて説明を試みている。

　舌質の色は，寒・熱の病理状態を示す。舌質の形の状態は，主に人体にとって必要なものの不足を示している。すなわち，"必要なもの"とは，伝統医学でいう働き（陽気・気）と栄養（精・血・津液）のことで，それらが不足すると舌質の形が異常になる。ほかに，気血の流れの異常などによって起こることもある。

　舌苔の色は，寒・熱の病理状態を示す。舌苔の形の異常な状態は，人体にとって必要ではないものを示している。すなわち，"必要ではないもの"とは何かと言えば，異常な排泄物（例えば，人体に対して，大便・尿・汗は正常な排泄物であるが，痰・鼻水・膿・白帯などは異常な排泄物である。もし，便秘・下痢・尿・汗の異常になったら，これも異常な排泄物という）のことである。異常な排泄物が出現したら，舌苔の形が異常になる。伝統医学でいう痰・飲・水・湿・食滞・濁などの病理状態のことである。

第3節　舌診の診察方法

　舌診を行うにあたっては，まず患者さんに正しく坐ってもらうことが必要である。口を適当に開け，舌（三分の二）を自然に口から出し，舌尖がやや下を向くように，舌面を伸ばしてもらう。

　初めに舌質の色と形を見る。舌質の色は，舌苔の薄いところ（一般的に舌尖と舌辺の部位）から観察する。舌質の形を上から見て，横からも確認しなければならない。

　これらは5～10秒で終わるが，もし，10秒以内に終わらない場合には，最初に見た結果を記録しておいて，10秒後にもう一回5～10秒で舌を見る。

1　光線

　自然の光線が一番良い。患者さんが光線の方向を向くようにして診察する。電灯ならば，光を調節する。舌診を写真に撮るときには，反射を避けるため斜めから撮らないように注意する。ほかに，着る服の濃い色の反射や，唇（例：化粧）の濃い色などの反射も影響しないように注意する。

2　角度

舌を出す角度によって，舌質の形はしばしば変わる。舌を長く伸ばしたときは，歯痕と裂紋（写真A）が見えなくなり，口の中の状態と同じように出すと，歯痕と裂紋（写真Bも同じ患者さん）がはっきりと見える。また，光線の角度によって舌苔の形も変わってくる。例えば，舌苔が光ると，潤苔と間違う。特に，デジタルカメラで撮影するときは垂直に撮ると，光が反射して見にくい写真になる。カメラと舌面の角度は，だいたい60度位に調節する（データを取るため，写真は前面・右・左・尖端の4枚を撮る）。

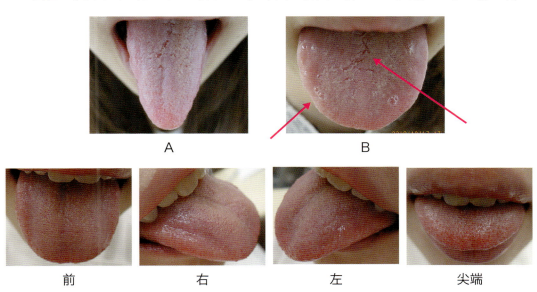

A　　　　　　　　　　B

前　　　　　　右　　　　　　左　　　　　　尖端

3　飲食

舌診の診察直前には，熱い物や冷たい物，また，水分が多い物を食べるのは避けるべきである。舌質の色と舌苔の色と形が変わる可能性がある。例えば，牛乳やコーヒー，ジュース，鬱金（うこん）など色が強い物を飲むと，舌苔の色が影響を受けて，これを偽苔色（例＝写真A：のりを食べた後，写真B：写真Aを水で洗った後）という。もし飲んだら，うがいをするべきである。

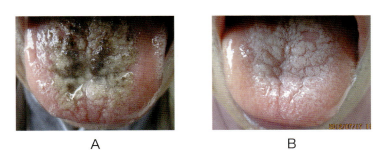

A　　　　　　　　　　B

4　場所

舌診は，光の状態の良い場所で診察する。また，舌の写真は，治療の前と後を比較評価するために，同じ場所・同じ条件で撮るべきである。

第 2 章　総　　論

　人間が病気を引き起こしたときには，確実に体のどこかから信号が出る。それは，痛みが出現したり，さまざまな症状として現れたり，いろいろな動きの制限として現れたりするが，舌や脈にも反応として現れる。
　舌診は，伝統医学の理論に従って，数千年の臨床経験の蓄積によりできたものであるが，さらに本書では，筆者の長年の臨床データを再検討して，舌診の見方を再分類し，舌診と臨床症状・脈診・動き負荷テストなどのデータを統計的に用いて病理状態を検討し，独特の診察方法としてまとめ上げた。

第 1 節　正常な舌診

　異常なものを調べるためには，正常なものの状態を知らなければならない。正常な舌診とは，健康な人の舌診である。一般的に，舌質の色は淡紅で，舌質の形は異常がなく，舌苔の色は白く，舌苔の形が薄いものをいう。

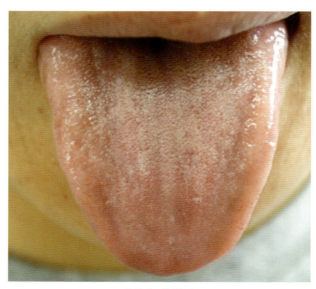

舌淡紅苔薄白

＊本書に掲載した舌の写真はすべて臨床の患者さんのものなので，正常な舌診の写真はなかなか見付けにくいが，上の写真（患者治療後）は比較的正常に近いものである。しかし，斜舌があり，左右の前辺部に瘀血点があり，潤苔も少し見える。

（一）正常な舌質

舌診の内容としては，舌質と舌苔に分けられ，舌質はさらに色と形に分ける。舌質の色では，寒・熱の病理状態を見分け，舌質の形では，主に体内（働き・栄養）の不足の病理状態と気血の流れの病理状態などを見分ける。

1　舌質の色（舌色）

正常な舌質の色は淡紅である。臨床時の舌質の色の見方は，舌苔が薄いときには，苔の顆粒と顆粒の間から舌質の色を観察し，舌苔が多いときには，舌の尖端や舌辺（舌苔が少ない場所）から観察する。

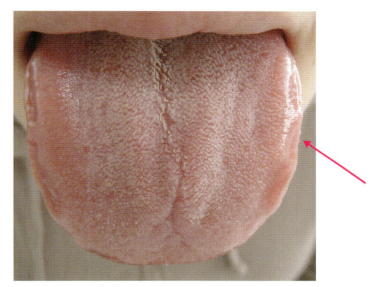

淡紅舌

2　舌質の形（舌形）

正常な舌質の形とは，異常な舌形（歯痕・光滑・裂紋・嫩・痩・小・短・芒刺・斜・巻・瘀血点・胖・大・舌瘡［潰瘍］・舌腫［舌瘤］など）がないことである。異常な舌質の形については次に説明する。

（二）正常な舌苔

正常な舌苔は，舌苔の色が白くて，形が薄い。この薄くて白い苔は，体内の新陳代謝が正常に運営されている状態を現している。

例えば自動車でいうと，車が動くためには，「エンジン（働き）・ガソリン（栄養）・ガス（排泄物）」という三つのバランスが大事である。エンジンが故障したときや，ガソリンが無くなったり，ガスが出てこないときにも，車は動かなくなる。車が正常に動い

ているときには，エンジンが動いて，ガソリンを燃やして，適当なガスが出る。この適当なガスの状態が，舌診の薄苔に相当する。

1　舌苔の色（苔色）

正常な舌苔の色は白である。

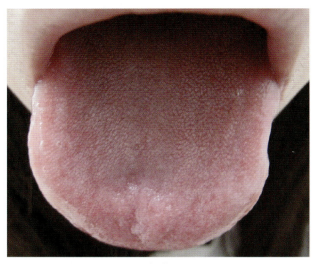

白苔

2　舌苔の形（苔形）

舌質上のつぶつぶ（顆粒）なものを苔という。苔（顆粒）が小さく，互いに繋がっておらず，顆粒（苔）と顆粒（苔）の間から舌質の色が見える状態を，正常な苔の形（薄苔）という。

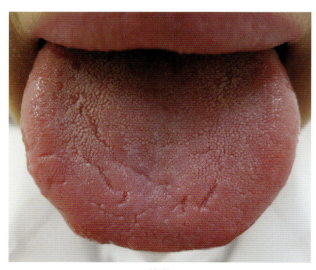

薄苔

第2節　異常な舌診

「新・臨床中医学」の見方では，舌診を舌質の色・形と舌苔の色・形に分ける。

異常な舌質の色は，紫絳・紫・暗・淡白・偏紅・紅・絳・絳暗の8種類に分けられ，それらは体の寒・熱の病理状態を示す。異常な舌質の形は，歯痕・光滑・裂紋・嫩・痩・小・短・芒刺・斜・巻・瘀血点・胖・大・舌瘡（潰瘍）・舌腫（舌瘤）の15種類に分けられ，それらは主に体が虚している病理状態を示す。

異常な舌苔の色は，白黄・白中黄・黄・黒の4種類に分けられ，それらは体の寒・熱の病理状態を示す。異常な舌苔の形は，厚・膩・腐・潤・燥・剥の6種類に分けられ，それらは体が実している病理状態（異常な排泄物）を示す。

（一）異常な舌質

舌質は，色と形に分けて見る。異常な舌質の色は，寒・熱の病理状態を示し，異常な舌質の形は，体が虚している病理状態と気血の流れの病理状態などを示す。

1　舌質の色

異常な舌質の色は，紫絳・紫・暗・淡白・偏紅・紅・絳・絳暗の8種類に分けられ，それらは体の寒・熱の病理状態を示す。

（1）紫絳舌（しこうぜつ）

①見方：紫絳舌の色とは，紫色と絳色（レバー色）または紅色が混じった色のことである。

②病態：紫絳舌は，体に寒と熱の二つの病理状態があることを示す。

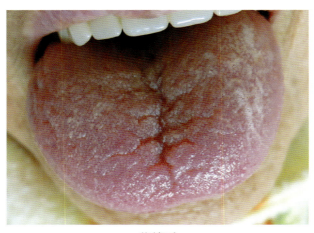

紫絳舌

（2）紫舌

①見方：紫舌の色とは，紫の色だけである（暗色と淡白色が部分的にあってもいい）。

②病態：紫舌は，体に寒の病理状態があることを示す。

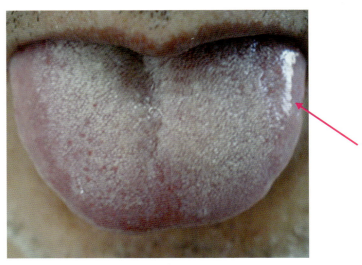

紫舌

（3）暗舌

①見方：暗舌の色とは，淡紅舌より紅みが足りず，淡白舌より暗色が多くなっている。淡白色と紫色の間の色，あるいは淡紅と淡紫の間の色のことである。

②病態：暗舌は，体に熱の病理状態がないことを示す。

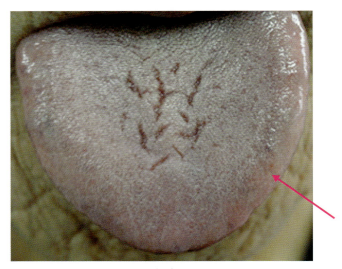

暗舌

（4）淡白舌
①見方：淡白舌の色とは，淡紅舌より紅みが足りない色のことである。
②病態：淡白舌は，体に熱の病理状態がないことを示す。

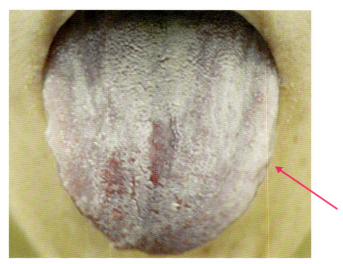

淡白舌

（5）偏紅舌
①見方：偏紅舌の色とは，淡紅舌の紅みよりさらに紅くなり，かつ，舌質に部分的（臨床では，舌の尖端［また尖紅という］と辺部［また辺紅という］によく見られる）に紅みが現れた色のことである。
②病態：偏紅舌は，体に熱の病理状態があることを示す。

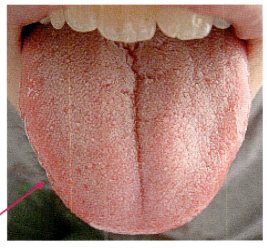

辺紅（偏紅舌）

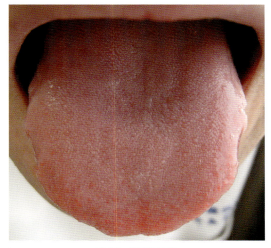

尖紅（偏紅舌）

（6）紅舌

①見方：紅舌の色とは，淡紅舌の紅みより紅くなり，かつ，舌質が全体的に紅色を現す色のことである（苔が多いときに，左右の舌辺と舌尖に紅色が現れている場合にも紅舌という）。

②病態：紅舌は，体に熱の病理状態があることを示す（臨床時に熱の病理状態が激しい）。

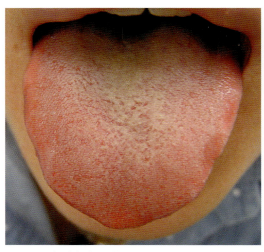
紅舌（真中に苔があり，全辺紅）

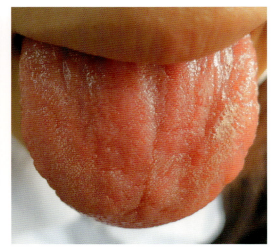
紅舌（苔が少ない，全舌紅）

（7）絳舌

①見方：絳舌の色とは，紅舌の中に少々黒い色が混じった色のことである。臨床時に，レバー色とかワインレッドの色ともよく言う。

②病態：絳舌は，体に熱の病理状態があることを示す。

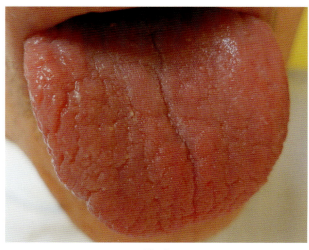
絳舌

*絳暗舌
①見方：絳暗舌の色とは，絳色と暗色が混じった色のことである。
②病態：病理状態はまだ分かっていない（熱の病理状態の可能性が高い）。

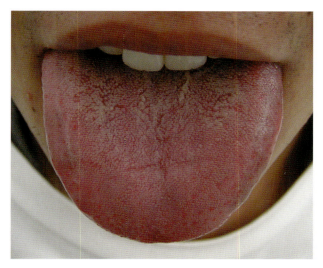

絳暗舌

■舌質の色のまとめ

臨床時に舌質の色を判断するのは，初心者には難しいことである。そこで，舌質の色の臨床区別図（色のスペクトラム）を作った。

「新・臨床中医学」の見方に基づいて，寒・熱の病理状態をまとめて説明しておくと（下図参照），淡紅（正常の色）より左へ行くと，寒の病理状態を示し，右へ行くと，熱の病理状態を示す。

紫絳 ← 紫 ← 暗 ← 淡白 ← 淡紅 → 偏紅 → 紅 → 絳

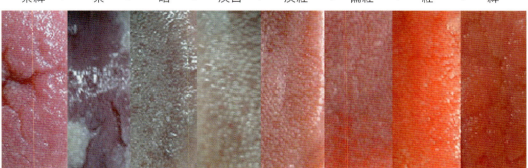

舌質の色の臨床区別図（色のスペクトラム）

2　舌質の形

　異常な舌質の形は，主に体内の必要なもの（働き・栄養）が不足していることと気血の流れの病理状態などを示す。

（1）歯痕舌

　①見方：歯痕舌とは，舌体の周辺（先端や舌辺）に凹凸（歯形など）があり，その凹凸の形が，上から見ても横から見ても明らかな状態のことである。

　②病態：歯痕舌は，体が虚している病理状態（働き不足）を示す。

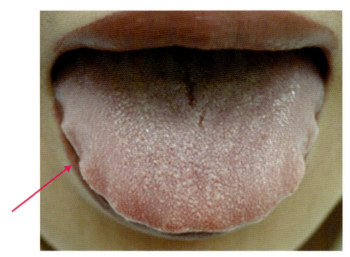

歯痕舌

（2）光滑舌

　①見方：光滑舌とは，舌質の表面に苔がなく，ピカピカしている状態のことである。

　②病態：光滑舌は，体が虚している病理状態（著しい栄養不足）を示す。

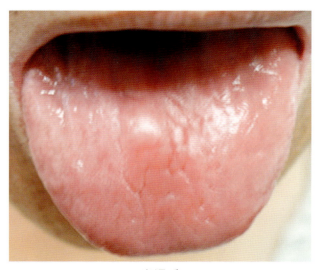

光滑舌

（3）裂紋舌

①見方：裂紋舌とは，舌質（舌の肉部分）の表面が割れている状態のことである。

②病態：裂紋舌は，体が虚している病理状態（働き不足・栄養不足）を示す。

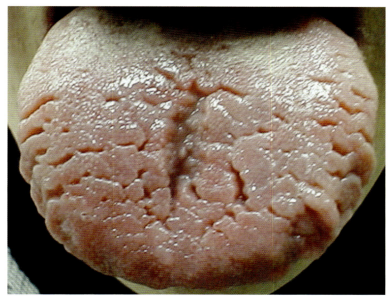

裂紋舌

（4）嫩舌

①見方：嫩舌とは，舌辺に凹凸の形があり，その凹凸の形が上からしか見えない状態のことである（実際に横から見ると，舌辺に縁がある）。

②病態：嫩舌は，体が虚している病理状態（働き不足・栄養不足）を示す。

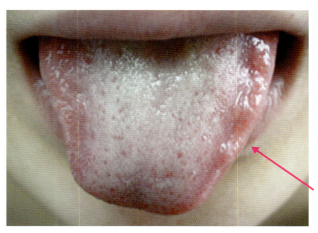

嫩舌

（5）痩舌・小舌

①見方：痩舌とは，正常な舌の厚さより薄く，小舌とは，正常な舌の広さより狭い状態のことである。

②病態：痩舌も小舌も，体が虚している病理状態（働き不足・栄養不足）を示す。

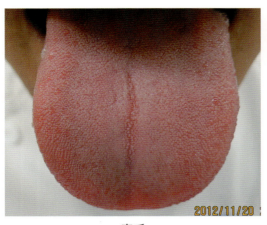
痩舌

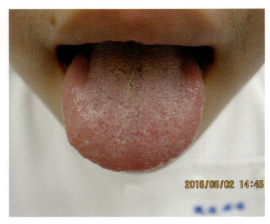
小舌

（6）短舌

①見方：短舌とは，舌をいくら伸ばそうとしても，舌体の三分の二以上が口から出せない状態のことである。

②病態：短舌は，体が虚している病理状態（働き不足・栄養不足）を示す。

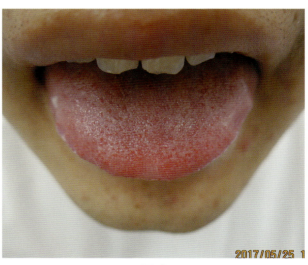
短舌

（7）芒刺舌

①見方：芒刺舌とは，舌質の上（舌尖部が多い）に紅または黒い小さい点々があり，かつ，その点々が舌質の表面より盛り上がっている状態のことである。

②病態：芒刺舌が偏紅舌・紅舌を伴うときには，体に熱の病理状態があることを示す。

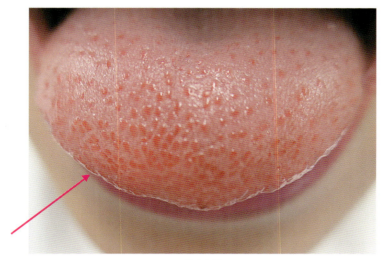

芒刺舌

（8）斜舌・巻舌

①見方：斜舌とは，舌体を伸ばしたときに斜めになり，巻舌とは，舌体を伸ばしたときに曲がっている状態のことである。

②病態：斜舌・巻舌も，体が実している気の流れの病理状態（気滞）を示す。

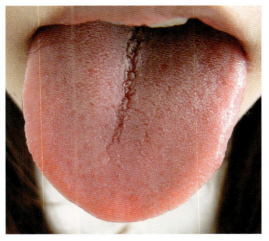

斜舌

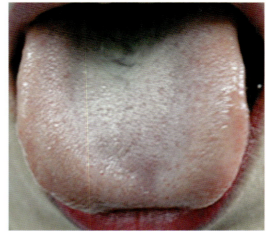

巻舌

(9) 瘀血点舌
①見方：瘀血点舌とは，舌質の表面に黒い小さい点があり，かつ，その点が舌質の表面より盛り上がっていない状態のことである。
②病態：瘀血点舌は，体が実している血の流れの病理状態（瘀血）を示す。

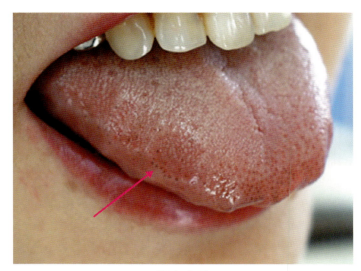

瘀血点舌

＊瘀血斑・線・点については，第3章で詳しく説明している。

(10) 胖舌・大舌
①見方：胖舌とは，正常な舌の厚さより厚く，大舌とは，正常な舌の広さより大きい状態のことである。
②病態：胖舌も大舌も，体が実している病理状態を示す。

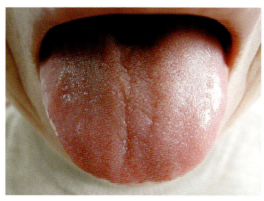 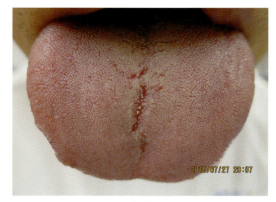

胖舌　　　　　　　　　　　　　　大舌

(11) 舌瘡舌（潰瘍舌）

①見方：舌瘡舌とは，舌質の表面が部分的に糜爛している状態のことである。

②病態：膿があるかないかという二つの大きいタイプに分けられ，膿があるタイプは，一般的に苔の形が異常で，実している病理状態を示す。膿がないタイプは，苔の形が薄くて，体の不足の病理状態を示し，その中で，紅い舌質の色のものは栄養不足の病理状態を示し，紅くないものは働き不足の病理状態を示す。

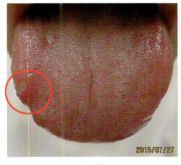 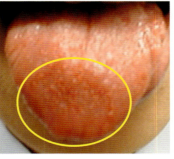 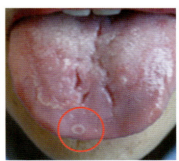

　　　有膿　　　　　　　　　無膿紅色　　　　　　　　無膿淡色

(12) 舌腫舌（舌瘤舌）

①見方：舌腫舌とは，舌の上に肉の塊が出てきている状態のことである。

②病態：舌腫舌（舌瘤舌）の病理状態はまだ分かっていない。

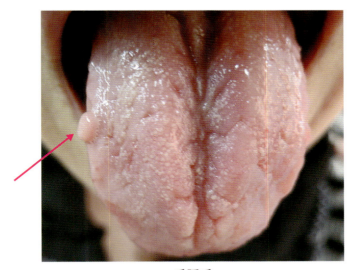

舌腫舌

（二）異常な舌苔

舌苔は，色と形に分けて見る。異常な舌苔の色は，熱の病理状態を示し，異常な舌苔の形は，実している病理状態（異常な排泄物）を示す。

1　舌苔の色

異常な舌苔の色は，白黄色，白中黄色，黄色，黒色の4種類に分けられ，主に体に熱の病理状態を示す。

（1）白黄苔

①見方：白黄苔とは，白い苔と黄色い苔がバラバラに分布している状態である。

②病態：白黄苔は，体に熱の病理状態があることを示す。

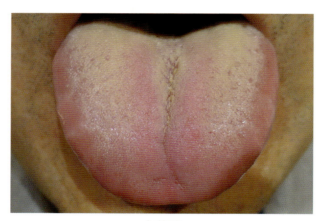

白黄苔

（2）白中黄苔（はくちゅうおうたい）

①見方：白中黄苔とは，白色の苔の中央部に黄色の苔が囲まれている状態である。

②病態：白中黄苔は，体に熱の病理状態があることを示す。

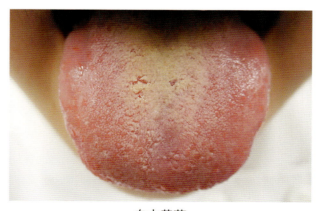

白中黄苔

（3）黄苔
①見方：黄苔とは，黄色い苔だけの状態である。
②病態：黄苔は，体に熱の病理状態があることを示す。

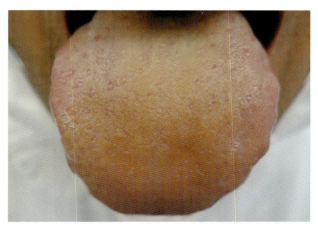

黄苔

（4）黒苔
①見方：黒苔とは，黄色い苔より濃い黒色の状態である。
②病態：黒苔は，体に熱（熱極）の病理状態があることを示す（従来的に，黒苔は特別の病理状態の場合もある。判断のポイントとしては，一般的に，熱の病理状態のときには苔がやや乾燥しているが，熱ではない病理状態［危険な状態］のときには苔が潤っている）。

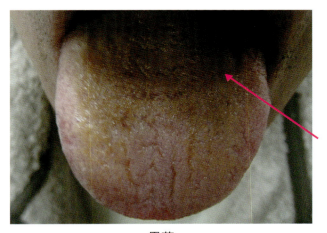

黒苔

■舌苔の色のまとめ

　ここで舌苔の色の臨床区別図を作った。病理状態をまとめて説明しておくと，白苔は正常で，白黄苔，白中黄苔，黄苔，黒苔は熱の病理状態があることを示す。

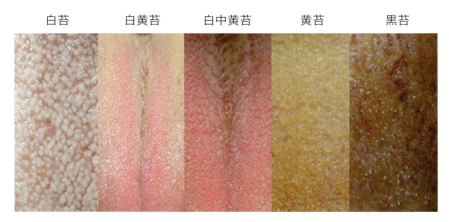

舌苔の色の臨床区別図

2　舌苔の形

　異常な舌苔の形は，厚苔・膩苔・腐苔・潤苔・燥苔・剝苔の6種類に分かれ，それらの病理状態は主に異常な排泄物を示す。

(1) 厚苔(こうたい)

　①見方：厚苔とは，舌苔の顆粒が見え，顆粒と顆粒はまだ繋がっていないが，顆粒と顆粒の間から舌質の色が見えていない状態（一部分でもいい）のことである。

　②病態：厚苔は，体が実している"濁"の病理状態（濃い異常な排泄物）を示す。

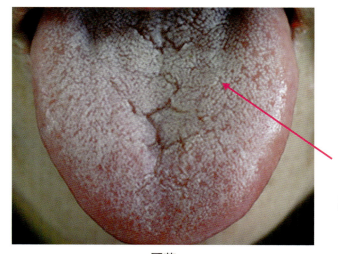

厚苔

（2）膩苔
①見方：膩苔とは，舌苔の顆粒と顆粒が繋がっていて，舌質の色が見えない，かつ，大きい繋がりの状態（芝状）のことである。
②病態：膩苔は，体が実している"湿"の病理状態（濃い異常な排泄物）を示す。

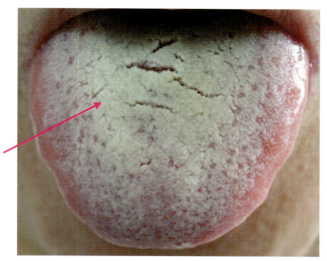

膩苔

（3）腐苔
①見方：腐苔とは，舌苔の顆粒と顆粒が繋がっていて，舌質の色が見えない，かつ，小さい繋がりの（または分裂しているオカラ状の）状態のことである。
②病態：腐苔は，体が実している"食滞または痰"の病理状態（濃い異常な排泄物）を示す。

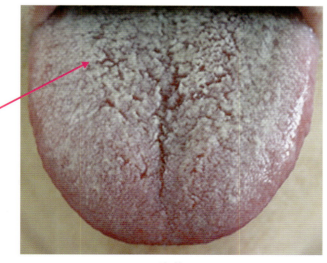

腐苔

（4）潤苔
　①見方：潤苔とは，舌苔の上の水分が正常より多い状態のことである。
　②病態：潤苔は，体が実している"水飲停留"の病理状態（薄い異常な排泄物）を示す。

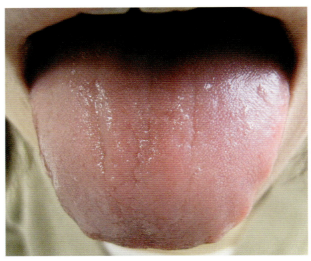

潤苔

（5）燥苔
　①見方：燥苔とは，舌苔の上の水分が正常より足りない状態のことである。
　②病態：燥苔の病理状態はまだ分かっていない（従来的には，熱か津液不足などの病理状態といわれた）。

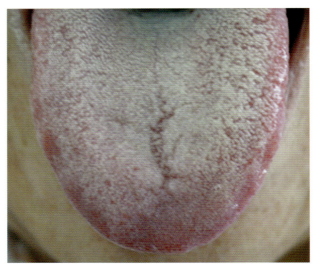

燥苔

（6）剥苔

①見方：剥苔とは，舌苔が部分的に無くなって，ピカピカしている状態のことである。
②病態：剥苔は，体が虚している，かつ，異常な排泄物と熱の病理状態を示す。

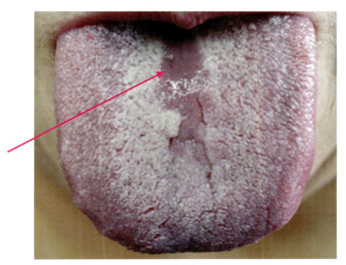

剥苔

■舌苔の形のまとめ

　ここで舌苔の形の臨床区別図を作った。病理状態をまとめて説明しておくと，薄苔は正常な状態を示し，厚苔は濁（濃い異常な排泄物）の病理状態を示し，膩苔は湿（濃い異常な排泄物）の病理状態を示し，腐苔は痰・食滞（濃い異常な排泄物）を示し，潤苔は水飲停留（薄い異常な排泄物）の病理状態を示し，燥苔の病理状態は不明である。剥苔は虚している，かつ，異常な排泄物と熱の病理状態を示す。

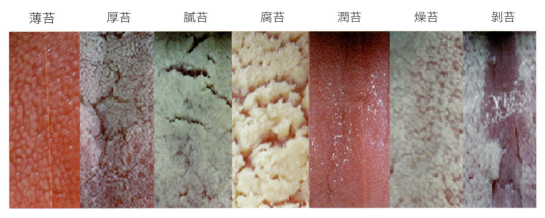

舌苔の形の臨床区別図

第3節　危険な舌診

　従来的に，危険な舌診とは，体が危篤な病理状態を示すものである。ここでは，危険な舌質と舌苔の二つの種類に分けて述べる。

1　神がない舌質

　舌苔がまったくなく，舌質がピカピカしている状態のことを，神がない（光滑）舌質という。体内に必要なもの（栄養）が非常に少なくなっている病理状態を示している。

　例えば，山の上で野菜を栽培するためには，時々雑草を取らなければならない。人間の体では，雑草とは異常な苔のことである。雑草が多くなるということは，人間の体に異常な排泄物がたまっていることであり，異常な舌苔の形が出てくる。他方では，山に草が全然生えなければ，草を取る必要もないが，その場合は必要な野菜も作れないはずである。それは山の土の質が悪いからで，人体でも，働きや栄養が非常に少なくなると，舌苔も出てこない。

2　神がない舌苔（浮苔）

　正常な舌苔の分布とは，中心部から舌辺まで均等にだんだん薄くなっている状態のことである。舌の上に部分的に苔が浮いていて（水の中に木が浮いているイメージ），均等な繋がりのない状態を，神がない舌苔（浮苔）という。浮苔は，体が極端に虚している病理状態の特別な反応のことである。

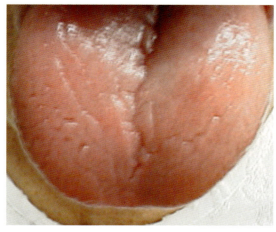

神がない舌質

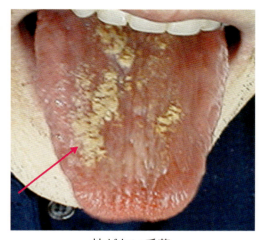

神がない舌苔

第3章　舌診の分析

　本章では,「新・臨床中医学」の考え方に基づいて,数十年間の臨床データから,舌診の病理状態を再検討した。

　人体において,働きと栄養とは体内に必要なものであり,それが不足すると病気を引き起こし,そのときに舌質の形の異常が現れる。また,排泄物は体内から外に出さなければならないもので,たまると病気を引き起こし,そのときに舌苔の形に異常が現れる。さらに,体の寒・熱の病理状態を引き起こしたときに,舌質と舌苔の色に異常が現れ,気血の流れの異常のときにも,異常な舌診が現れる。

　ほかに,筆者は舌診の定量化を初めて提唱した。これは臨床治療の前と後を比較評価するときに役立ち,舌診を標準化できると考えられる。

第1節　働きとの関係

　舌質の形は,体内に必要なもの(働き・栄養)が不足している状態とよく関係があるが,体の働き不足は歯痕舌とよく関係がある。

（一）歯痕舌

　歯痕舌の見分け方は,舌辺に凹凸があり,その凹凸の形が,舌体の上から見ても横から見ても明らかに見える状態のことである。病理状態は,人体の働きの不足(気虚・陽気虚)を示している。

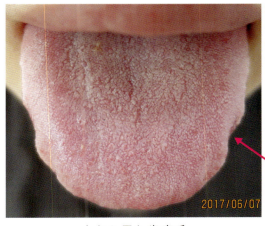

上から見た歯痕舌

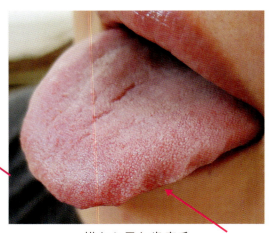

横から見た歯痕舌

1　鑑別：(嫩舌)
　①共通点：歯痕舌も，嫩舌も，舌辺に凹凸の形がある。
　②特　徴：歯痕舌の凹凸の形は，上からも，横からもはっきりと見えるが，嫩舌の凹凸の形は，上からしか見えない（実際に横から見ると，舌辺に縁がある）。

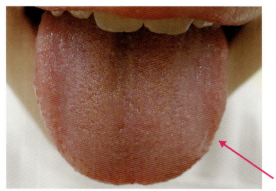

上から見た嫩舌　　　　　　　横から見た嫩舌

2　定量化

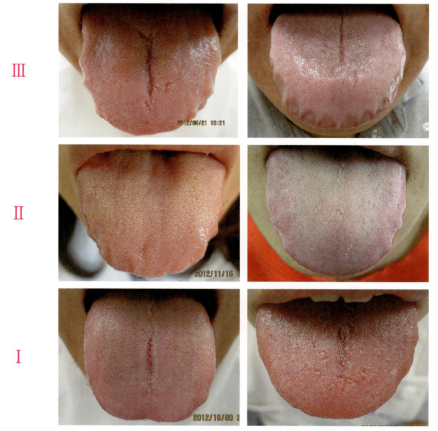

歯痕の深さ　　　　　　　歯痕の数

日常生活の中でも，軽い歯痕のある人が自分で自分の舌の形をよく観察すると，疲れたときには歯痕が激しくなり，疲れが回復したら歯痕が見えなくなることがよくある。臨床時にも，症状の激しいときには歯痕の形が酷くなって，治療をして症状が軽減すると歯痕舌の凹凸の形が小さくなり，症状がなくなったら歯痕もなくなる。

　ここでは，歯痕舌の治療の前後を比較評価するために，歯痕の深さと数の多少によって，Ⅲ（酷い）・Ⅱ（やや酷い）・Ⅰ（軽い）の三つのタイプに分けてみる（前頁図参照）。

3　分析

（1）舌質の色との関係

　臨床的に，歯痕舌と舌質の色との関係は，紫舌や紫絳舌と同時に出る場合が多く，紅舌と同時に出る場合はとても少ない。歯痕舌の病理状態は体の働き不足で，紫舌の病理状態は寒さのことである。陰陽学説の見方では，陽虚（働き不足）の状態と言える。すなわち陽気虚のことである。

（2）舌質の形との関係

　臨床的に，歯痕舌と舌質の形との関係は，短舌・小舌・痩舌と同時に出る場合は少なく，裂紋舌や胖舌・大舌と同時に出る場合が多い。

　従来的には，裂紋の病理状態は栄養不足とされ，歯痕が裂紋と一緒に出現したときは，働き不足が原因で栄養が作られず，裂紋を引き起こしたものといわれた。「新・臨床中医学」の見方では，裂紋は体が虚している病理状態を示すが，働き不足か，栄養不足か，どちらの可能性もある。舌質の色で合わせて判断したほうがいいと思う。

　従来的には，胖舌・大舌の病理状態は，働き不足により，食べ物を吸収できなくなり，水飲停留として，胖舌・大舌になるといわれた。「新・臨床中医学」の見方では，胖舌・大舌は体が実している病理状態（異常な排泄物）と考える。もし，歯痕と胖舌・大舌とが一緒に出た場合は，働きの不足により，食物を吸収ができなくなり，異常な排泄物がたまって，すなわち，働き不足と異常な排泄物という二つの病理状態と考えられる。

（3）舌苔の色との関係

　臨床的に，歯痕舌は，白中黄の苔色と同時に出る場合が多い。それは，働き不足により，吸収ができなくなり，異常な排泄物もたまりやすくなり，たまると熱化し，それで白中黄色の色が出やすい状態と考えられる。

（4）舌苔の形との関係

　臨床的に，歯痕舌は，膩苔・厚苔・腐苔・潤苔などと同時に出る場合が多い。それは，働き不足により，吸収ができなくなり，異常な排泄物がたまりやすい状態である。

第2節　栄養との関係

　臨床時に，舌質の形は体内の必要なものが不足状態（働き不足・栄養不足）のときとよく関係がある。従来的には，光滑舌・裂紋舌・痩舌・小舌・短舌などは栄養不足とよく関係があるといわれたが，「新・臨床中医学」に基づいて，舌診の臨床データから再検討すると，光滑舌は栄養不足と深い関係があるが，裂紋舌・痩舌・小舌・短舌（従来的に栄養不足と関係がある）・嫩舌（働き不足と関係がある）は，栄養不足にも働き不足にもよく関係があるので，それらの舌質の形については次に節を設けて説明する。

（一）光滑舌

　光滑舌の見分け方は，舌質の上に苔がなく，ピカピカしている状態のことである。臨床時に，普通の病院の外来患者にはなかなか見られず，危篤な入院患者とか，老人ホームの高齢な人によく見られる。舌質の色はほとんど絳色である。それで検討すると，その病理状態は，著しい栄養不足を示している。

1　鑑別：（潤苔）
①共通点：光滑舌と潤苔は間違えやすい。光滑舌も潤苔も，舌の上でピカピカしている状態である。
②特　徴：光滑舌は舌苔がなく，舌質の上がピカピカしている。潤苔は舌苔があり，舌苔の上がピカピカしている（苔のあるなしで鑑別する）。

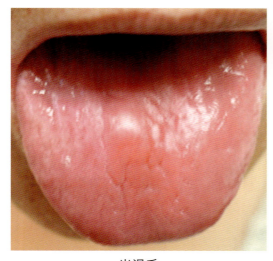
　　　光滑舌

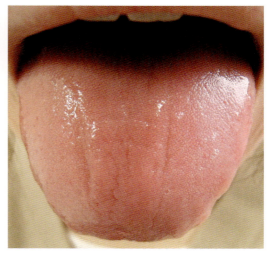
　　　潤苔

2 分析
（1）舌質の色との関係
　臨床的に，光滑舌と舌質の色の関係は，ほとんどが絳色である。絳舌の病理状態は熱とよく関係があり，そう見ると，光滑の舌診も熱とよく関係があると考えられる。
2）舌質の形との関係
　臨床的に，光滑の舌質の形は，ほとんどが裂紋を伴っている。裂紋の病理状態は不足を示し，絳舌の色の病理状態は熱で，合わせて見ると，光滑の舌診は栄養不足と関係があると考えられ，この栄養不足は，精・血・津液のどのタイプとも関係があると考えられる。
（3）舌苔の色との関係
　臨床的に，光滑舌にはほとんど苔がない。だから苔の色もない。
（4）舌苔の形との関係
　臨床的に，光滑の舌診とは苔がないことで，排泄物とは関係がない。それで考えると，ほとんど栄養が無くなり，食べ物を摂取しても栄養が作れない状態なので，排泄物も出ない。だから，著しい虚の病理状態と考えられる。

第3節　働き・栄養との関係

「新・臨床中医学」の考え方では，裂紋舌・痩舌・小舌・短舌・嫩舌の病理状態は，働き不足か，または栄養不足のどちらとも関係がある。

（一）裂紋舌

裂紋舌の見分け方は，舌質の表面に割れがある状態である。従来的には，栄養不足の病理状態を示しているが，「新・臨床中医学」に基づいて，舌診の臨床データから再検討すると，裂紋の病理状態は栄養不足だけではなく，働き不足の場合もある。そのときには，舌質の色と合わせて診断する必要がある。

1　鑑別：（苔の割れ）

①共通点：舌が割れている。
②特　徴：裂紋舌は舌質が割れている。苔の割れとは，舌苔が割れていることである。

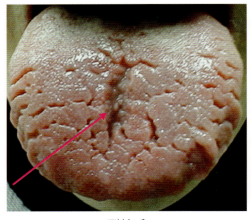
裂紋舌

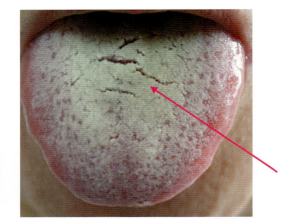
裂紋ではない，苔の割れ

2　定形

伝統医学では従来的に，裂紋の形から体の病理状態を説明することもある。例えば，『彩図 弁舌指南』には，以下のように述べられている。

「正常な人の舌には裂紋がない。裂紋のある者は血が衰弱である。裂紋が少なくて浅い場合は不足が軽く，裂紋が多くて深い場合は不足が激しい。横裂の人は素体の陰虚で，氷片様の裂紋は老人の陰虚で，淡白舌で髪様の裂紋は脾気虚の湿証で，……全舌が絳色で苔がなく，横にも縦にも短小の裂紋がたくさんあるものは陰液重症で，人字形・川形・枝形・直溝形の裂紋があるものは津液がなくなっているか，実熱が激しいかである」

本書では，裂紋の形の分析症例が不足しているので検討しなかった。

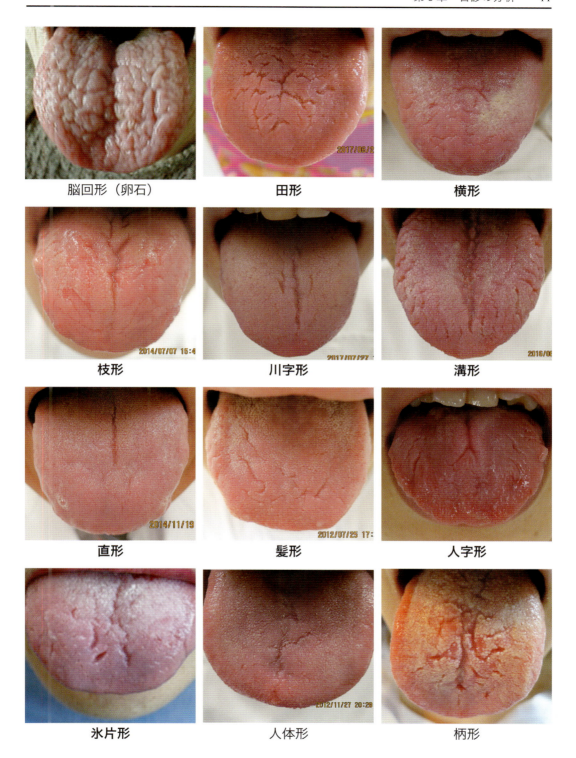

臨床時には，まだまだいろいろな形の裂紋があると思われる。

3　定量化

臨床時に，症状が激しいときには裂紋の状態は酷く，治療して症状が軽くなると裂紋の状態も軽くなる。ここでは，裂紋の治療前後の結果を評価するために，裂紋の深さと数の多少で，Ⅲ（酷い）・Ⅱ（やや酷い）・Ⅰ（軽い）の三つのタイプに分けてみた。

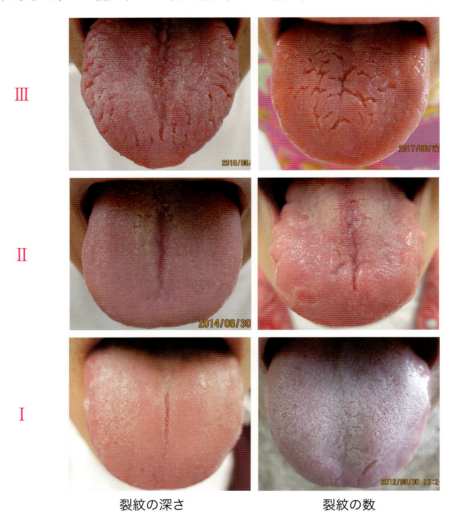

　　　　　　　裂紋の深さ　　　　　　　　　裂紋の数

4　分析

（1）舌質の色との関係

臨床的に，裂紋と舌質の色との関係は，紫絳舌も紅舌・絳舌も同時に出る場合もある。紫舌の病理状態は寒さとよく関係があり，従来的には，熱が津液（栄養）を焼いて裂紋になるといわれたが，臨床のデータから見ると，それだけではないことも考えられる。つまり，栄養不足も働き不足も，どちらも考えられる。

（2）舌質の形との関係

臨床的に，裂紋と舌質の形との関係は，歯痕や胖舌と同時に出る場合が多い。歯痕の

病理状態は働きの不足であるから、裂紋も働き不足とよく関係があるのではないか。胖舌の病理状態とは異常な排泄物のことであり、働きが不足で、吸収ができなくなり、異常な排泄物が出現したとも考えられる。

（3）舌苔の色との関係
臨床的に、裂紋と舌苔の色との関係は、特徴が出なかった。

（4）舌苔の形との関係
臨床的に、裂紋と舌苔の形との関係は、特徴が出なかった。

（二）嫩舌（どんぜつ）

嫩舌の見分け方は、舌体の辺縁に凹凸があり、その形が上からしか見えない（実際に横から見ると、舌辺に縁がある）ことである。従来的に、嫩舌の病理状態が酷くなると歯痕舌になるといわれて、働き不足であるとされてきたが、「新・臨床中医学」に基づいて、舌診の臨床データから再検討すると、嫩舌の病理状態は働きの不足だけではなく、栄養不足の場合もある。そのときに、舌質の色と合わせて診断する必要がある。

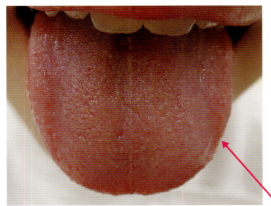

上から見た嫩舌　　　　　横から見た嫩舌

1　鑑別：（歯痕舌）
歯痕舌の見分け方によく似ている（36頁の説明参照）。

2　定量化
嫩舌の定量化は臨床的に難しく、今回は検討しなかった。

3　分析
（1）舌質の色との関係
臨床的に、嫩舌と舌質の色との関係は、どの色でも同時に出る場合がある。特に、寒・熱の病理状態の特徴とは関係がない。だから、栄養不足も働き不足も、どちらも考え

（2）舌質の形との関係

臨床的に，嫩舌と舌質の形との関係は，短舌・小舌と同時に出る場合が多い。短舌・小舌の病理状態は体の不足を示し，したがって，嫩舌の病理状態も体の不足とよく関係があると考えられる。

（3）舌苔の色との関係

臨床的に，嫩舌と舌苔の色との関係には特徴がない。

（4）舌苔の形との関係

臨床的に，嫩舌と舌苔の形との関係は，潤苔と同時に出ることが多い。

（三）小　舌

小舌の見分け方は，正常の舌体の広さより狭い状態のことである。従来的には，病理状態は栄養不足であるとされてきたが，「新・臨床中医学」に基づいて，舌診の臨床データから再検討すると，小舌の病理状態は栄養不足だけではなく，働き不足の場合もある。そのときに，舌質の色と合わせて診断する必要がある（従来的に，体が小さい人は舌も小さいといわれるが，下の写真は体がとても大きな人である）。

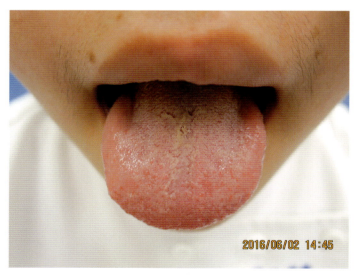

小舌

1　鑑別：（痩舌）

従来的に，痩小舌とよく一緒にして呼ばれる。「新・臨床中医学」の考え方では，痩舌・小舌の見分け方が違い，舌体の広さが正常より狭いものを小舌といい，舌体の厚さが正常より薄いものを痩舌という。

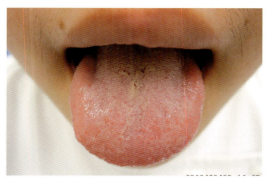 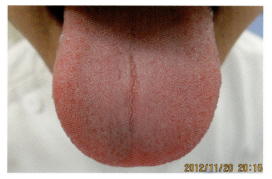

　　　　小舌　　　　　　　　　　　　痩舌

2　分析

(1) 舌質の色との関係
　臨床的に，小舌と舌質の色との関係は，紅舌や紫絳舌と同時に出る場合が多い。紅舌と紫絳舌の病理状態は，寒・熱ともよく関係がある。だから，栄養不足も働き不足も，どちらも考えられる。

(2) 舌質の形との関係
　臨床的に，小舌と舌質の形との関係は，嫩舌・短舌と同時に出る場合が多い。嫩舌・短舌の病理状態は体の不足であり，したがって，小舌の病理状態も体の不足とよく関係があると考えられる。

(3) 舌苔の色との関係
　臨床的に，小舌と舌苔の色との関係には特徴がない。

(4) 舌苔の形との関係
　臨床的に，小舌と舌苔の形との関係は，潤苔と同時に出る場合が多い。

(四) 短　舌

　短舌の見分け方は，舌をいくら伸ばそうとしても，舌体の三分の二以上が口から出せない状態のことである。従来的に，短舌の病理状態はあまりいわれてないが，「新・臨床中医学」に基づいて，舌診の臨床データから再検討すると，短舌の病理状態は働き不足も栄養不足も関係があり，そのときに舌質の色と合わせて診断する必要がある。

1　定量化：(次頁の写真参照)
　臨床の舌診と脈診のデータまたは舌診の治療前後のデータから検討すると，短舌の定量化とは，舌が口から出せる長さで評価できる。Ⅲ（短い）のタイプは病理状態が激しく，Ⅱ（やや短い）のタイプはやや激しく，Ⅰ（正常の長さに近い）のタイプは軽い。

2　分析

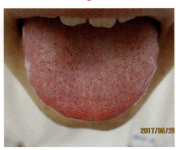 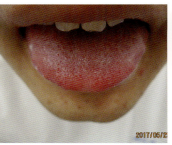 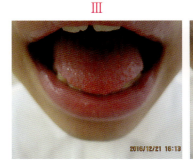

（1）舌質の色との関係
　臨床的に，短舌と舌質の色との関係は，紫絳・紅舌と同時に出る場合が多いので，寒・熱の病理状態の特徴とは関係がない。

（2）舌質の形との関係
　臨床的に，短舌と舌質の形との関係は，歯痕舌・小舌と同時に出る場合が多いので，働き不足も栄養不足も，どちらも考えられる。

（3）舌苔の色との関係
　臨床的に，嫩舌と舌苔の色との関係は，特徴がない。

（4）舌苔の形との関係
　臨床的に，嫩舌と舌苔の形との関係は，潤苔と同時に出る場合が多い。

（五）痩　舌

　痩舌の見分け方は，舌体の厚さが正常より薄い状態のことである。従来的に，痩舌の病理状態は栄養不足といわれているが，「新・臨床中医学」に基づいて，舌診の臨床データから再検討すると，痩舌の病理状態は，働き不足も栄養不足も関係がある。そのときに，舌質の色と合わせて診断する必要がある。

　臨床上，痩舌の定量化はしにくい。かつ，痩舌の臨床データも少ないので，今回は分析の検討もしなかった。

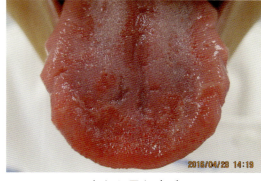 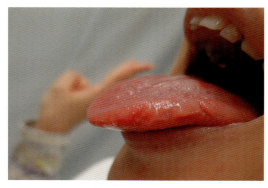

　　　上から見た痩舌　　　　　　　　横から見た痩舌

第4節　異常な排泄物との関係

　「新・臨床中医学」に基づいて，舌診の臨床データから再検討すると，人体に異常な排泄物が出現した場合は，舌苔の形が異常になる。その中で，薄い異常な排泄物のタイプと濃い異常な排泄物のタイプに分けられ，薄い異常な排泄物が出現したときには，潤苔が出現したり，伝統医学の水飲停留の病理状態と関係があり，濃い異常な排泄物が出現したときには，厚苔・膩苔・腐苔が出現したり，伝統医学の痰・湿・食・濁の病理状態と関係がある。

（一）潤　苔

　潤苔の見分け方は，舌苔の上の水分が正常より多い状態のことである。潤苔の病理状態とは，薄い異常な排泄物が出現していることである。伝統医学では"水飲停留"という。

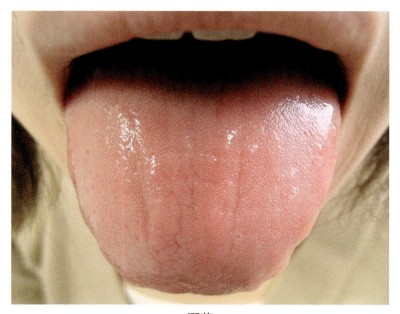

潤苔

1　鑑別：（光滑舌）

　潤苔の見分け方は，光滑舌の見分け方と似ている（38頁の説明参照）。

2　定量化

　臨床の舌診と症状・脈診・動き負荷のデータから，または舌診の治療前後のデータから検討した結果により，潤苔の病理状態の軽重を三つのタイプに分ける。

一つ目は，舌苔の上全体が透明な水の膜で覆われたような状態で，舌の苔の形まで見える。これをⅢ（激しい病理状態）とする。二つ目は，舌苔の上全体が半透明状の糊で覆われたような状態で，これをⅡ（やや激しい病理状態）とする。三つ目は，舌苔（厚苔・膩苔・腐苔・薄苔など）の上に，部分的に水分が正常より多いもの（潤い状）を，Ⅰ（軽い病理状態）とする。

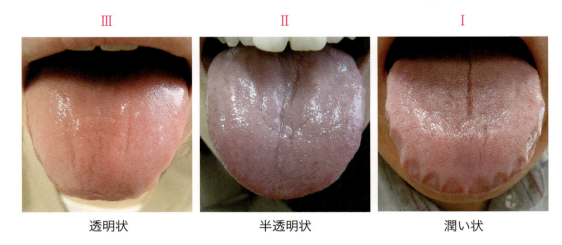

　　　　　Ⅲ　　　　　　　　　　　Ⅱ　　　　　　　　　　　Ⅰ
　　　　透明状　　　　　　　　　半透明状　　　　　　　　　潤い状

3　分析
（1）舌質の色との関係
　臨床的に，潤苔と舌質の色との関係は，紫舌・紫絳舌・尖紅の色と同時に出る場合が多い。紫舌の病理状態は寒さと関係があり，絳舌・尖紅は潤苔の病理状態は熱と関係がある。従来的に，水飲停留は寒さと非常に関係があるといわれているが，臨床時には，寒・熱の病理状態とは関係がなく，水飲停留だけと考えられる。

（2）舌質の形との関係
　臨床時に，潤苔と舌質の形との関係は，嫩舌・小舌・短舌・歯痕・胖舌などと同時に出る場合が多い。嫩舌と歯痕の病理状態は体が虚していて，胖舌の病理状態は実している。従来的に，体が虚しているときに水分の吸収ができなくなり，水飲停留（潤苔）の病理状態になるといわれたが，「新・臨床中医学」の見方では，水分を飲み過ぎたときにも潤苔になり，水飲停留の病理状態と考えられる。もし，嫩舌と歯痕などと同時に出現した場合は，水飲停留と虚している二つの病理状態と考えられる。

（3）舌苔の色との関係
　臨床的に，潤苔と舌苔の色との関係は，全体の苔色の分析のデータから較べると，白い色（苔色）と同時に出る場合が多い。

（4）舌苔の形との関係
　臨床的に，潤苔と舌苔の形との関係は，薄苔・厚苔・膩苔・腐苔関係なく，どれでも伴う可能性がある。

第3章　舌診の分析　49

（二）膩苔（じたい）

　膩苔の見分け方は，舌苔の顆粒と顆粒とが繋がっていて，顆粒と顆粒との間に隙間がなく，舌質の色が見えない，かつ，大きい繋がり（芝状）の状態である。病理状態では，濃い異常な排泄物と関係があり，伝統医学の湿の病理状態と関係がある。従来的には，働きが弱くなって，食べ物を吸収できなくなり，膩苔になるといわれたが，臨床時に，外の環境（例：油脂類・乳脂類の食べ物）の刺激が強過ぎると，膩苔になることもある。

　ほかに，膩苔の病理状態の軽重をⅢ・Ⅱ・Ⅰという三タイプに分けた。さらに，膩苔の種類（白膩苔・黄膩苔・白中黄膩苔）・膩苔の分布している部位について説明する。

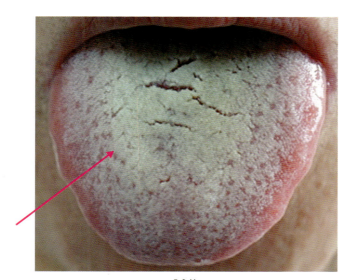

膩苔

1　鑑別
（1）厚苔との鑑別
　①共通点：厚苔も膩苔も，苔の顆粒と顆粒との隙間から舌質の色が見えない。
　②特　徴：厚苔は，苔の顆粒がはっきりと見え，顆粒と顆粒との間に隙間がなく，舌質の色が見えない。膩苔は，苔の顆粒と顆粒が繋がっていて（芝状），舌質の色が見えない。

（2）腐苔との鑑別
　①共通点：腐苔も膩苔も，苔の顆粒と顆粒とが繋がっていて，苔の顆粒と顆粒との隙間から舌質の色が見えない。
　②特　徴：腐苔も膩苔も，苔の顆粒と顆粒とが繋がっていて，腐苔は，小さい繋がり，または分裂している（オカラ状）。膩苔は，大きい繋がり（芝状）のことである。

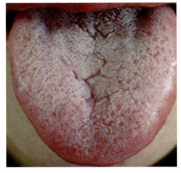
厚苔

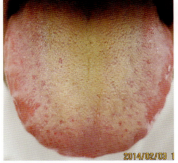
膩苔

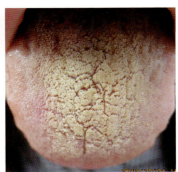
腐苔

2　種類

伝統医学の見方では，白膩苔と黄膩苔，白中黄膩苔という3タイプに分けて，膩苔の色により病理状態を説明している。

（1）白膩苔（臨床的にあまりいない）

膩苔の中で，舌苔の色が白だけのものを白膩苔という。膩苔の病理状態は，体内に濃い異常な排泄物（伝統医学では"湿"という）が出現しているが，白膩苔の病理状態は，まだ熱化になっていない状態を示している。

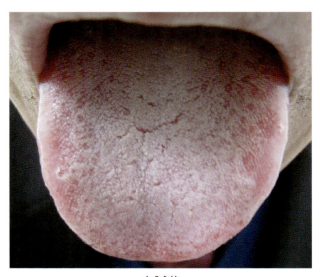
白膩苔

（2）黄膩苔

膩苔の中で，苔の色が黄色だけのものを黄膩苔という。膩苔の病理状態は，体内に濃い異常な排泄物（伝統医学では"湿"という）が出現している。黄苔は熱の病理状態を示している。合わせてみると，湿熱の病理状態を示している。

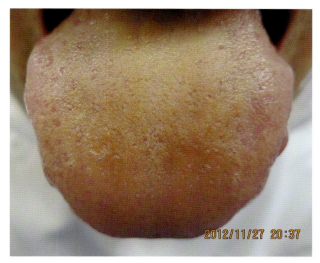

黄膩苔

（3）白中黄膩苔

膩苔の中で，白色の苔の真中に黄色の苔が囲まれているものを白中黄膩苔という。膩苔の病理状態は，体内に濃い異常な排泄物（伝統医学では"湿"という）が出現している。白中黄苔は熱化の状態を示している。合わせてみると，湿の熱化の病理状態という。「新・臨床中医学」の見方では，舌診カルテのデータで合わせて熱化の診断が決まる。

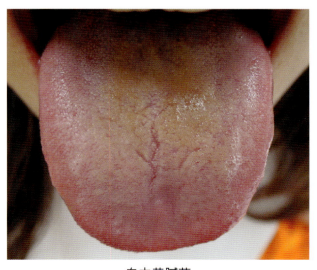

白中黄膩苔

3　定形

伝統医学の見方では，舌診と臓腑学説との関連からいうと，膩苔が舌に分布している部位により，根部の場合は腎膀胱（膀胱の湿）と関係があり，中部の場合は脾胃（脾胃の湿）と関係があり，辺部の場合は肝胆（肝胆の湿）と関係があるという考え方がある。

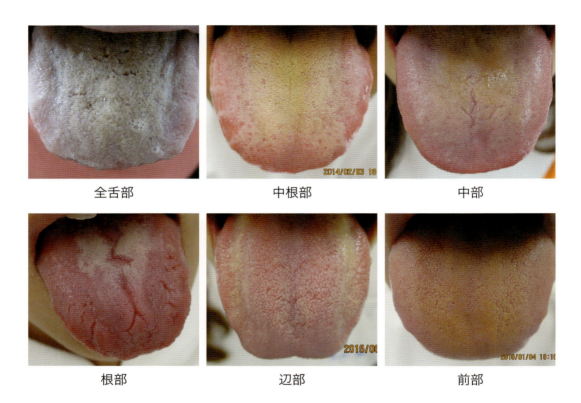

全舌部　　　　　　　　中根部　　　　　　　　中部

根部　　　　　　　　　辺部　　　　　　　　　前部

4　定量化：（次頁［上］の写真参照）

ここでは，膩苔の治療の前と後を比較評価するために，膩苔の分布する部位（全部・中部・根部・辺部）によって，三つのタイプに分けてみる。膩苔が全舌の上に分布している状態をⅢ（酷い）とし，中根部に分布している状態をⅡ（やや酷い）とし，辺部や中部や根部だけにある状態をⅠ（軽い）とする。

5　分析：（苔が多いので，舌質の状況が正確に分析できない）

（1）舌苔の色との関係

臨床的に，膩苔と舌質の色との関係とは，白中黄色と同時に出る場合が多い。これは膩苔が熱化しやすいからである（膩苔は濃い異常な排泄物）。

（2）舌苔の形との関係

膩苔と薄苔・厚苔・腐苔・潤苔関係なく，どれも一緒に出現することがある。

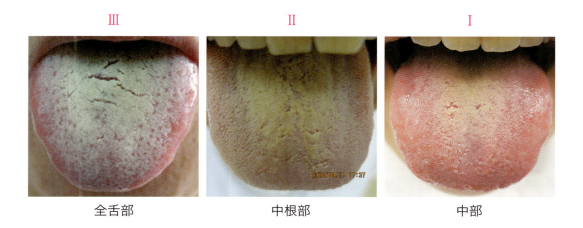

Ⅲ	Ⅱ	Ⅰ
全舌部	中根部	中部

（三）腐　苔

　腐苔の見分け方は，舌苔の顆粒と顆粒とが繋がっていて，顆粒と顆粒との間に隙間がなく，舌質の色が見えない，かつ，小さい繋がり，または分裂している状態（オカラ状）である。病理状態では，濃い異常な排泄物と関係があり，伝統医学の言葉では，"痰・食滞の病理状態"という。従来的には，食べすぎたときに腐苔（濃い異常な排泄物）となるとされてきたが，「新・臨床中医学」の見方では，体に合わない食べ物を食べたときに腐苔になることもある。

　ほかに，腐苔の病理状態の軽重をⅢ・Ⅱ・Ⅰという3タイプに分けた。

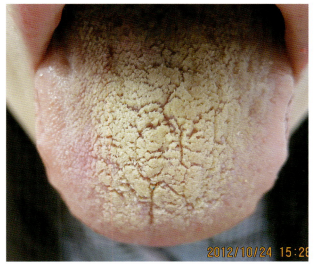

腐苔

1　鑑別

（1）厚苔との鑑別

①共通点：厚苔も腐苔も，苔の顆粒と顆粒との隙間から舌質の色が見えない。

②特　徴：厚苔は，苔の顆粒がはっきりと見えるが，腐苔は，苔の顆粒と顆粒とが繋がっている。

（2）膩苔との鑑別（49頁の説明参照）

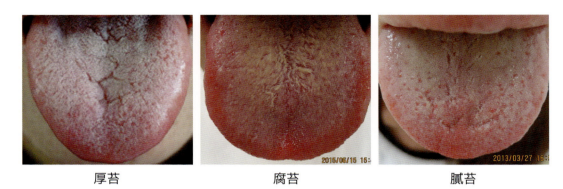

厚苔　　　　　　　　　　腐苔　　　　　　　　　　膩苔

2　種類

臨床的に，腐苔はいろいろな形がある。

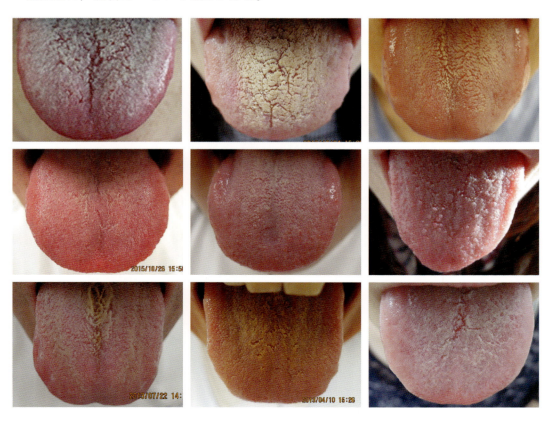

3 定量化

ここでは腐苔の治療の前と後を比較評価するために，腐苔の分布する部位（全部・中部・根部・辺部）によって，三つのタイプに分けてみた。腐苔が全舌の上に分布している状態をⅢ（酷い）とし，中根部に分布している状態をⅡ（やや酷い）とし，辺部や中部や根部だけにある状態をⅠ（軽い）とする。

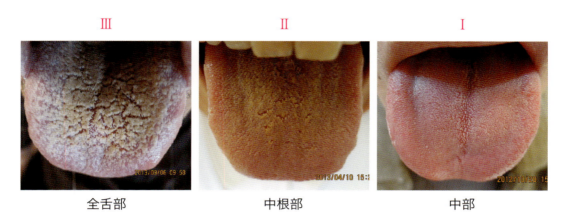

全舌部　　　　　　　中根部　　　　　　　中部

4　分析：（苔が多いときに，舌の色も形も見えなくなるので，分析が難しい）。

（四）厚　苔

厚苔の見分け方は，苔の顆粒が一つ一つ見えるが，顆粒と顆粒との間に隙間が狭くなり，舌質の色が見えない状態のことである。従来的に，厚苔は邪気が多い病理状態と説明したが，「新・臨床中医学」の見方では，濃い異常な排泄物（痰・食・湿）を示す。特に便秘のときによく出現するが，便秘は症状の言葉で，診断のときには困る。そこで，"濁"という病理状態の言葉を作って，診断するときには"濁証"という。

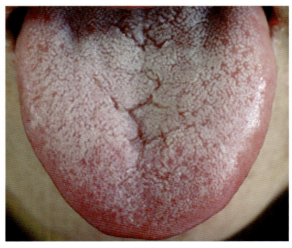

厚苔

1 鑑別
(1) 薄苔との鑑別
　①共通点：薄苔も厚苔も，苔の顆粒と顆粒とが繋がっていない。
　②特　徴：厚苔は，苔の顆粒と顆粒との間の隙間が狭くなり，舌質の色が見えない。
　　　　　　薄苔は，苔の顆粒と顆粒との間から，舌質の色が見える。
(2) 膩苔との鑑別（49頁の説明参照）
(3) 腐苔との鑑別（54頁の説明参照）

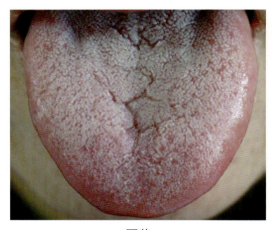
厚苔

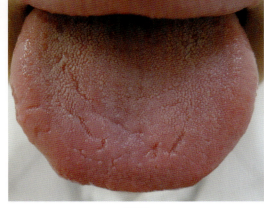
薄苔

（五）剝　苔（はく　たい）

　剝苔の見分け方は，舌の上の苔が一部分なくなって，局部的にピカピカしている状態のことである。剝苔の病理状態は複雑だが，一つ目は，体内に必要なもの（働きまたは栄養）が不足している。二つ目は，体に異常な排泄物（臨床時に，膩苔・腐苔・厚苔が多い）が出現している。三つ目は，熱化の病理状態にあることである。

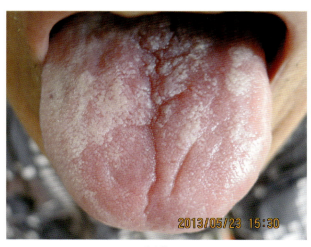
剝苔

1 定形

従来的に伝統医学の見方では，舌診と臓腑学説との関連からいうと，剥苔の分布している部位（前・中・後・左辺・右辺）によって見分け方が異なる。例えば，前部の場合は心肺と関係があり，中部の場合は脾胃と関係があり，根部の場合は腎膀胱と関係があり，辺部の場合は肝胆と関係があるといわれた。

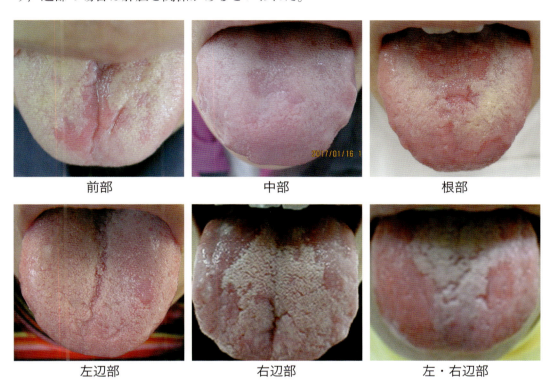

前部　　　　　　　　中部　　　　　　　　根部

左辺部　　　　　　　右辺部　　　　　　　左・右辺部

2 分析

(1) 舌質の色との関係

臨床時に，舌質の色とは特別な関係がない。

(2) 舌質の形との関係

臨床的に，剥苔と舌質の形との関係は，裂紋や歯痕と同時に出る場合が多い。これは体内の不足の病理状態があるからである。

(3) 舌苔の色との関係

臨床時に，白中黄苔が多い。これは体内に異常な排泄物が詰まって，熱化になっているからである。

(4) 舌苔の形との関係

臨床的に，剥苔と舌苔の形との関係は，膩苔・腐苔・厚苔と同時に出る場合が多い。これは体内に異常な排泄物があるからである。

第5節　気血の流れの病理状態との関係

　気血の流れの病理状態と関係がある舌診には，斜舌・巻舌と瘀血斑点舌がある。

（一）斜舌・巻舌

　斜舌の見分け方は，舌を口から外に出したときに，口の中心に偏っている状態のことである。巻舌の見分け方は，舌を口から外に出したときに，舌の一部分が曲がる状態のことである。病理状態は気の流れの異常であり，伝統医学では"気滞"という。

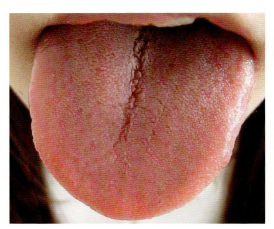
斜舌

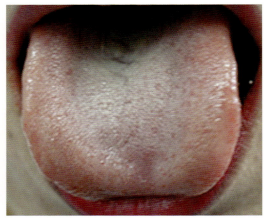
巻舌

1　斜舌の定量化

　「新・臨床中医学」に基づいて，舌診の臨床データから，斜舌の定量化を再検討した結果で，舌を口から外に出したときに，口の中心から偏る角度の軽重により，Ⅲ（酷い）・Ⅱ（やや酷い）・Ⅰ（軽い）という3タイプに分けた。

Ⅲ　　　　　　　　Ⅱ　　　　　　　　Ⅰ

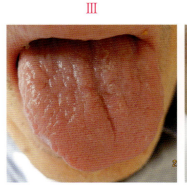 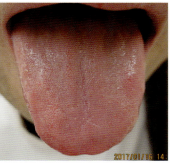 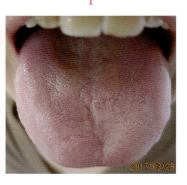

2 斜舌・巻舌の種類

　舌を口から外に出したときに，中心より偏って左に傾いたときを"右斜舌"，右に傾いたときを"左斜舌"と言い，舌の先端の部分が曲がるものを"前巻"，真中が曲がっているものを"中心巻"と言い，舌尖端の右部分が曲がるものを"前右巻"，舌先端の左部分が曲がるものを"前左巻"と言う。

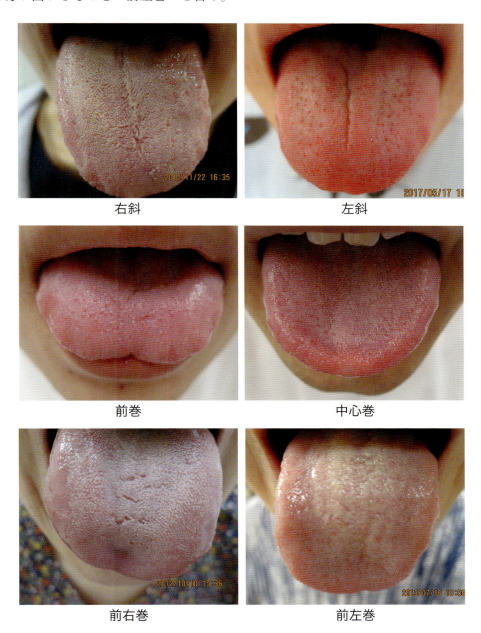

　　右斜　　　　　　　　　左斜

　　前巻　　　　　　　　　中心巻

　　前右巻　　　　　　　　前左巻

3　分析

「新・臨床中医学」に基づいて，臨床データから再検討した結果で，脈診や，動き負荷テストでの左右の診察により，左右によって診断ができるという考えを初めて提唱した。これで，経絡の治療に対して非常に役に立つことになった。

臨床データから舌診も検討中であるが，斜舌の検討結果では，左傾き斜め（右斜舌）になったときには，右の気の流れの病理状態と関係があり，右の三焦経と胆経から治療すると斜舌が改善する。右傾き斜め（左斜舌）になったときには左の気の流れの病理状態と関係があり，左の三焦経と胆経から治療すると斜舌が改善することが分かった。これで舌診の斜舌においても，左右の傾きにより，左右に分けて診断できると考えられる。

（二）瘀血斑・線・点

第2章の総論のところで瘀血点舌の見方を説明したが，ここではさらに，瘀血点・瘀血線・瘀血斑という三つのタイプに分けて説明する。病理状態は，血の流れの異常である。

1　見方

（1）瘀血点舌

舌質の上に小さな黒い（紫色）点があり，その点が舌質の表面より盛り上がっていないものを瘀血点という。

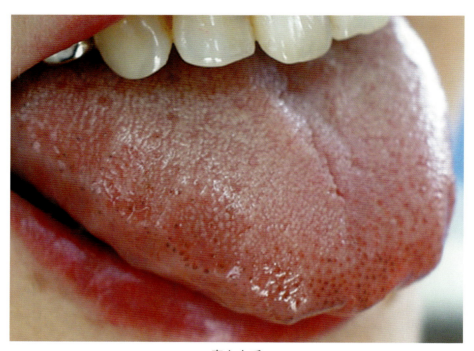

瘀血点舌

（2）瘀血線舌

　舌質の上に紫色（黒い）線状があり，その線が舌質の表面より盛り上がっているものを瘀血線（臨床では，舌下静脈が舌質表面に伸びてきたものではないか）という。

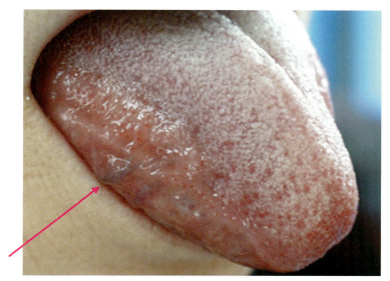

瘀血線舌

（3）瘀血斑舌

　舌質の上に，黒く（紫色）大きい線状ないし斑状で，それらが舌質の表面より盛り上がっていないものを瘀血斑（臨床では，瘀血斑を治療中に，瘀血点に変化してくる。すなわち，瘀血斑は瘀血点が集中したものではないか）という。

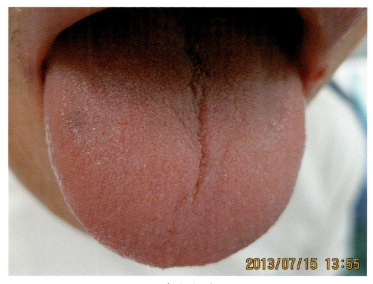

瘀血斑舌

2　鑑別

(1) 偽瘀血点
①共通点：舌質の上に盛り上がっていない黒い（紫色）点がある。
②特　徴：偽瘀血点とは，瘀血点より大きく（3mm以上），臨床的に，治療しなくても1カ月以内でだいたい消えるものである。

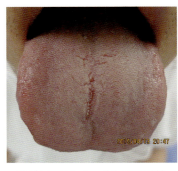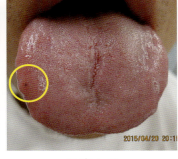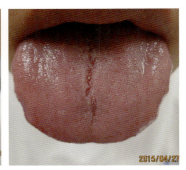

偽瘀血点なし（1週間前）　　　　偽瘀血点　　　　偽瘀血点消失（1週間後）

(2) 芒刺舌
①共通点：芒刺舌も瘀血点舌も，舌質の上に小さい点がある。
②特　徴：芒刺舌の点は，舌質の表面より盛り上がっている。しかし，瘀血点舌の点は，舌質の表面より盛り上がっていない。

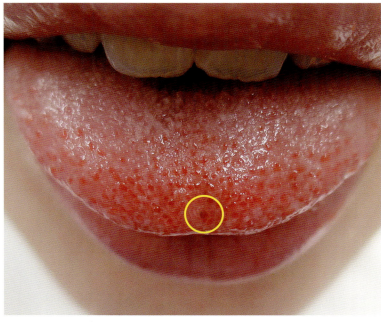

芒刺舌（〇印の中は瘀血点）

3 定量化

瘀血斑・線・点の治療前後の効果を評価するために，瘀血斑・瘀血線・瘀血点の状態で三つのタイプに分けてみた。瘀血斑，二条以上の瘀血線，30点以上の瘀血点がある場合をⅢ（酷い）とし，一条の瘀血線，10点以上30点以下の瘀血点がある場合をⅡ（やや酷い）とし，1点以上10点以下の瘀血点がある場合をⅠ（軽い）とした。

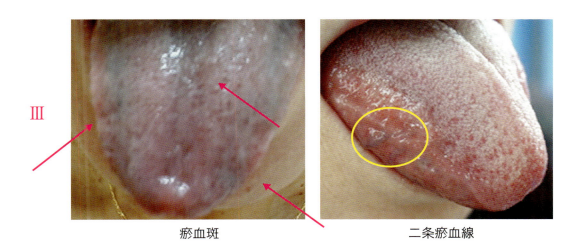

瘀血斑　　　　　　　　　　　二条瘀血線

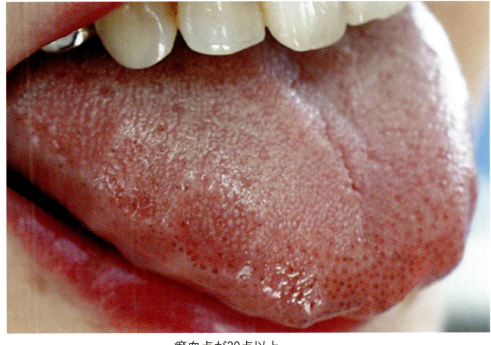

瘀血点が30点以上

Ⅱ

瘀血点が10点以上30点以下

Ⅱ

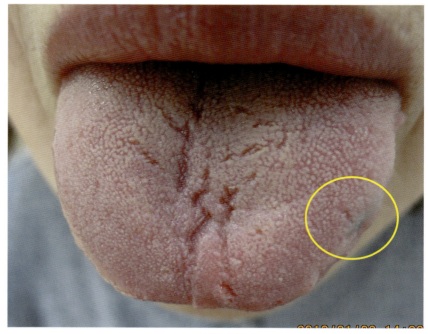

一条瘀血線

第3章　舌診の分析　65

Ⅰ

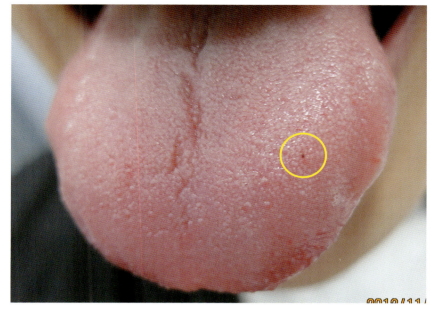

瘀血点が10点以下（1点）

4　分析

（1）舌質の色との関係

　臨床的に，瘀血斑・線・点と舌質の色との関係は，紫絳舌や絳舌と同時に出る場合が多い。従来的に，温病学説では，絳舌の病理状態は血とよく関係がある。「新・臨床中医学」の考え方では，瘀血の病理状態と非常に関係がある。

（2）舌質の形との関係

　臨床的に，瘀血斑・線・点と舌質の形との関係は，裂紋・嫩・胖・歯痕と同時に出る場合が多く，舌質の形に対して特別な関係はない。

（3）舌苔の色との関係

　臨床的に，瘀血斑・線・点と舌苔の色との関係は，特徴がない。

（4）舌苔の形との関係

　臨床的に，瘀血斑・線・点と舌苔の形との関係は，特徴がない。

＊臨床では最近，舌診で瘀血斑・線・点の出る患者さんが非常に多い。

第6節　寒・熱との関係

　寒の病理状態だけと関係がある舌診は，紫舌の場合である。熱の病理状態と関係がある舌診には，舌質としては，紅舌・偏紅舌（尖紅と辺紅）・絳舌・芒刺舌があり，舌苔としては，黄苔・白黄苔・白中黄苔・黒苔がある。寒・熱の病理状態と関係がある舌診は，紫絳舌の場合である。

（一）紫　舌

　紫舌の見分け方は，舌質の色が紫だけで，病理状態は，寒さとよく関係がある。

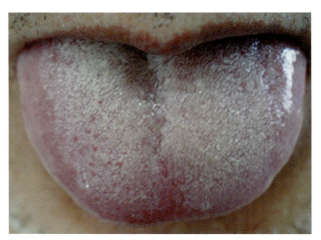

紫舌

1　鑑別：（紫絳舌・暗舌・淡泊舌との区別）

　紫絳の色は，紫色のほかに絳（紅）の色もある。暗色の舌質は，暗くて紫色にはまだなっていない。淡白色の舌質は，淡紅色より紅色が薄くなっていて，紫色（暗色）にはまだなっていない。

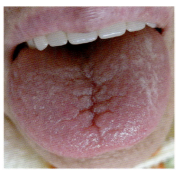 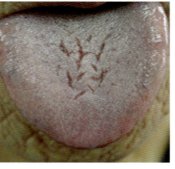 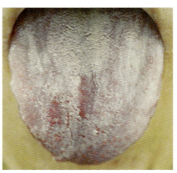

　　紫絳舌　　　　　　　　　　　暗舌　　　　　　　　　　　淡白舌

2 定量化

「新・臨床中医学」に基づいて，舌診の臨床データから再検討すると，紫色の濃さにより寒さの程度が異なる。濃い紫色はⅢ（激しい寒さの病理状態），やや濃い紫色はⅡ（やや激しい），薄い紫色はⅠ（軽い）という三つのタイプに分けた。これで紫舌の治療前後の結果を評価する。

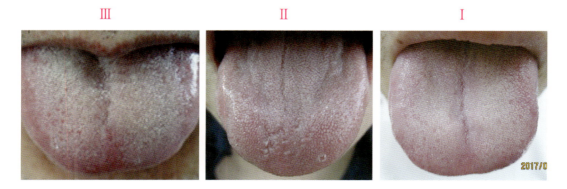

3 分析

臨床時，紫舌だけの患者が非常に少ないので，舌診の分析がまだできていない。

（二）紅　舌

紅舌の見分け方は，舌質の全体に紅い色が現れる（苔が少ないときに，全舌が紅く見られるが，苔が多いときに，舌の辺縁部から調べて，その舌の辺縁部にすべて紅色が現れる）状態のことである。紅舌の病理状態は，熱とよく関係がある。

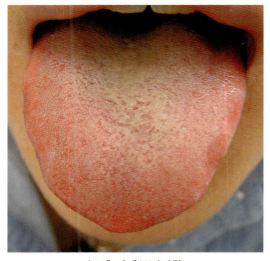
紅舌（舌辺全部）

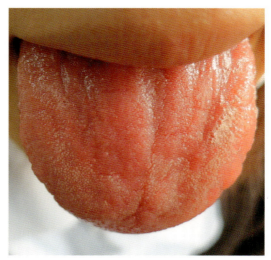
紅舌（全舌）

1　鑑別：（偏紅舌・絳舌との区別）

①共通点：舌質の色が淡紅より紅い。

②特　徴：その紅みが全舌に現れるものを紅舌といい，部分的に現れるものを偏紅舌という（臨床時，舌の尖端が紅いか，舌の辺部が紅い）。絳舌は，紅舌の色より濃く，紅と黒の色（レバー色）が混じっている。

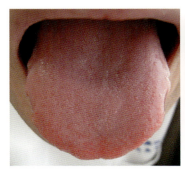
偏紅（尖紅）舌

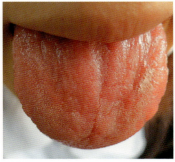
紅舌

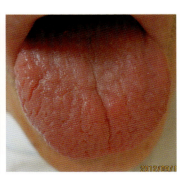
絳舌

2　分析

臨床時，紅舌の症例がやや少なく，舌診の分析ができていない。特徴として，紅舌は芒刺舌や潤苔と同時に出現することが多い。歯痕だけと同時に出現することは非常に少ない。

（三）絳　舌

絳舌の色の見分け方は，紅の色より濃い状態のことである。紅い色の中に少し黒色が入っていて，レバーの色（ワインレッドの色）に近い。絳舌の病理状態は熱とよく関係がある（「新・臨床中医学」では，瘀血の病理状態とよく関係があると考えている）。

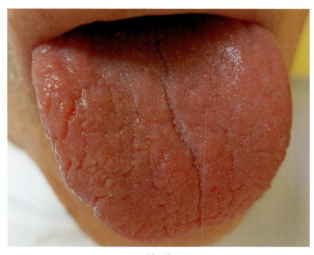
絳舌

1 鑑別：（紫絳舌）

①共通点：絳舌も紫絳舌も，舌質の色の中に絳の色がある。
②特　徴：絳舌は絳の色だけであり，紫絳舌は紫の色と絳の色が混じっている。

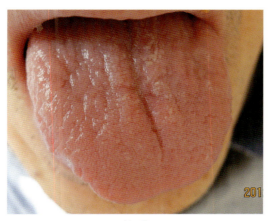
絳舌

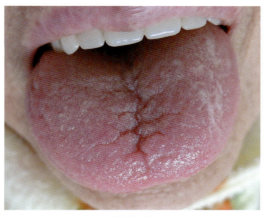
紫絳舌

2 分析

絳舌は瘀血斑点と同時に出現することが多い。脈診におけるリズム異常の脈と関係があり，動き負荷の内側面負荷制限と関係があり，それで，瘀血の病理状態と関係があると考えられる。

（四）黄　苔

黄苔の見分け方は，苔の上の色が黄色だけの状態のことである。黄苔の病理状態は熱とよく関係がある。

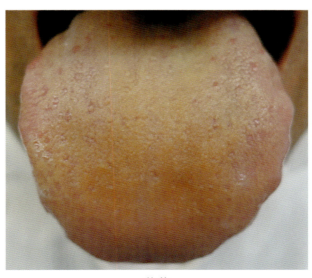
黄苔

1　鑑別：（白黄苔・白中黄苔）
　①共通点：黄苔も，白黄苔も，白中黄苔も，苔の上の色に黄色がある。
　②特　徴：白黄苔は，白色と黄色がバラバラに分布していて，黄苔は黄色だけで，白中黄苔は白色の苔の中央部に黄色の苔が囲まれているものである。

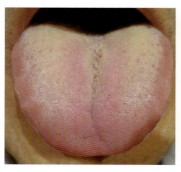
白黄苔

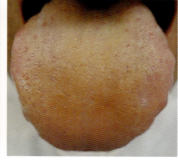
黄苔

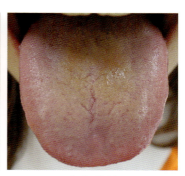
白中黄苔

（五）白中黄苔

　白中黄苔の見分け方は，白色の苔の中央部に黄色の苔が囲まれているものである。従来的には，必要ではないものが詰まって"熱化"していることを示している。「新・臨床中医学」では，熱の病理状態と考え，斜舌・巻舌と同時に出現した場合は"熱化"と考えられる。

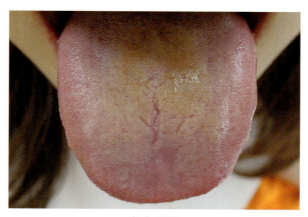
白中黄苔

1　鑑別
（１）黄苔との鑑別（69頁の説明参照）
（２）白黄苔との鑑別（71頁の説明参照）

2　分析
　白中黄苔は，斜舌・巻舌と同時に出現することが多い。

（六）白黄苔

　白黄苔の見分け方は，白色の苔と黄色の苔がバラバラに分布している状態のことである。従来的には熱化とはいわない。「新・臨床中医学」の見方では熱の病理状態である。

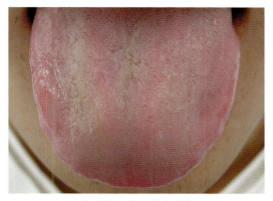
白黄苔（白黄白黄）

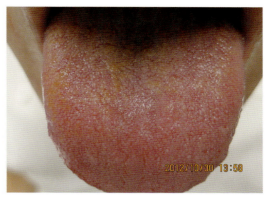
白黄苔（白色と黄色が混じっている）

（七）紫絳舌

　紫絳舌の見分け方は，紫色と絳色（または紅色）が混じっている状態のことである。紫絳舌の病理状態は，寒・熱とよく関係がある。

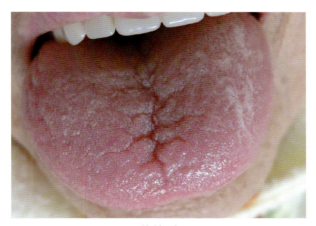
紫絳舌

1　鑑別
（1）紫舌との鑑別（66頁の説明参照）
（2）絳舌との鑑別（68頁の説明参照）

2　分析
　紫絳舌は，瘀血斑点を伴うことが多い。

第7節　実の病理状態との関係

　胖舌・大舌は，実している病理状態である。従来的には，陽気虚により，水の吸収ができなくなり，胖大舌になるといわれている。「新・臨床中医学」の見方では，実している病理状態と考えているが，何が実しているか，臨床のときに，伴う異常な苔の形を参考にして判断する。例えば，膩苔を伴うときには湿の病理状態であり，潤苔を伴うときに水飲停留の病理状態である。

（一）胖　舌

　胖舌の見分け方は，舌体が正常より厚いことであり，病理状態は実していることとよく関係がある。

1　鑑別：（痩舌）

　胖舌も痩舌も，舌体の厚さで判断する。胖舌の厚さは正常より厚く，痩舌の厚さは正常より薄い。

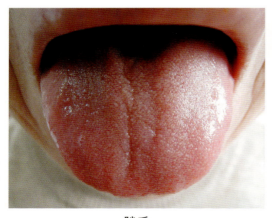
胖舌

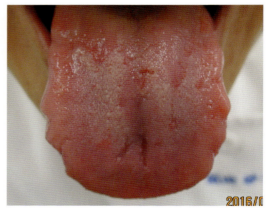
痩舌

2　種類

　胖舌は，さまざまな形の苔を伴うことがある。従来的に，胖舌は水飲停留の病理状態といわれて，そうであれば，潤苔を伴うだけのことになるが，臨床的にはそうではなく，膩苔も腐苔も厚苔も伴うことがある。「新・臨床中医学」の見方では，実している病理状態と考えている。その伴う異常な苔の病理状態と関係がある。

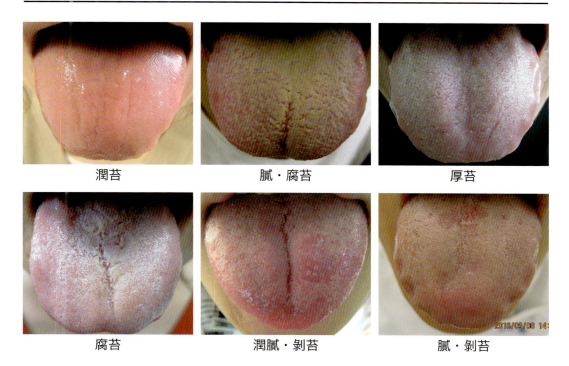

潤苔　　　　　　　腻・腐苔　　　　　　厚苔

腐苔　　　　　　潤腻・剝苔　　　　　腻・剝苔

3　分析

臨床時に，胖舌は大舌を伴うことが多い。

（二）大　舌

大舌の見分け方は，舌体の広さが正常より広いことであり，病理状態は実していることとよく関係がある。

1　鑑別：（小舌）

大舌も小舌も，舌体の広さで判断する。大舌の広さは正常より広く，小舌の広さは正常より狭い。

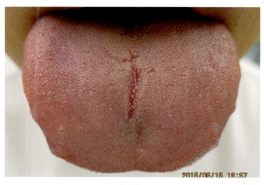 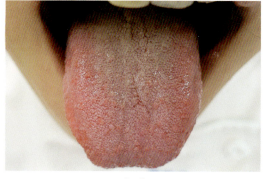

大舌　　　　　　　　　　　　　　　小舌

2　種類

　大舌は，潤苔・膩苔・腐苔などさまざまな形の苔を伴うことがある。「新・臨床中医学」の見方では，実している病理状態と考えている。その伴う異常な苔の病理状態と関係がある。

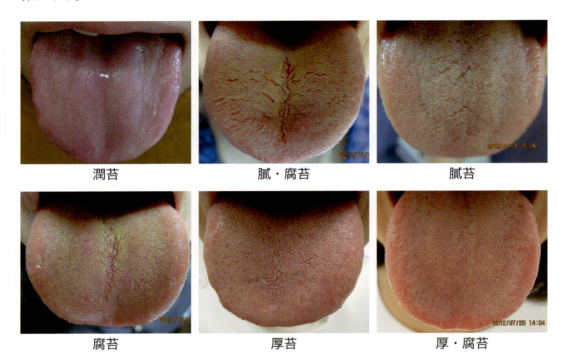

潤苔　　　　　　　膩・腐苔　　　　　　　膩苔

腐苔　　　　　　　厚苔　　　　　　　厚・腐苔

3　分析

　臨床時に，大舌は胖舌を伴うことが多い。

第4章　臨床症例

　舌診の変化は，病気の治療の前と後の比較評価に大変役立つ。筆者が1998年以降に診察をした約2万例の患者さんのうち，治療の前と後で症状に変化が見られた症例では，90％以上で舌診も変化した。ここではいくつかの節に分けて，それぞれ少し症例を出して説明する。

第1節　危険な舌診

【症例1】

患者名：Sさん　性別：男　年齢：78歳　　（入院患者）
主訴：倦怠感［糖尿病］　　　＊［　］内は西洋医学の診断（以下同）
症状：倦怠感。尿頻（昼に6～7回，夜に13回），夜は尿量が少ない（20～30cc），色黄。動悸，息切れ，足痙攣。夕方，疲れると症状が悪化する。食欲低下，口干，冷たい水分を欲しがる。大便正常。水の内容の夢をよく見る。左足厥陰肝経動き負荷テスト制限陽性。舌絳，裂紋・芒刺・斜巻，苔色白黄，苔形潤腐（浮苔）。
弁証：腎陰虚気滞瘀血痰食水飲熱化証。　　治則：補腎清熱，行気活血，消食，利水飲。
処方：知柏地黄丸とツムラ35四逆散（食事療法として玄米のお粥）。
■治療2週間で倦怠感が和らぎ，少し散歩ができるようになった。夜の尿は3～4回になり，昼の尿は6回，量は普通。口干，冷たい水を飲みたい。ほかの症状はなくなって，食欲はある。舌色偏紅，舌形芒刺・斜巻，苔白色，苔形厚。

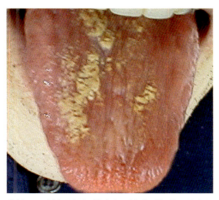 →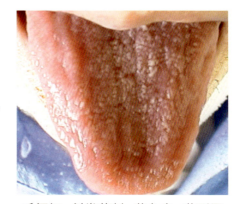

舌絳，裂紋斜巻芒刺，苔色黄苔形腐潤　　　舌偏紅，斜巻芒刺，苔色白，苔形厚

＊治療後，浮苔（従来的に，浮苔は危篤の病理状態といわれた）がなくなった。

第2節　働　き（歯痕舌）

【症例2】

名前：Tさん　性別：女　年齢：51歳　初診日：2015年5月25日

主訴：左・右耳鳴り，聴力低下［左＞右難聴］（3カ月前から酷くなった）

症状：左・右耳鳴りが激しい，金属音，詰まり感。左耳の聴力が非常に低下。疲れたとき（夜勤）に悪化する。雨の前・曇りの天気に頭痛の症状が起こる。たまに動悸が出現する。お風呂の温度は38度。口干（冷たい物を飲みたい），食欲正常。尿は一日に4～5回，量中（合わせて700mℓ/日），色黄。大便一日に1～2回，硬かったり軟らかかったり。「いや，嬉しい，昔の友人の夢をよく見る」。左右手厥陰心包経と足厥陰肝経動き負荷テスト制限陽性。舌色偏紅（尖紅），舌形歯痕・斜巻・胖・芒刺，苔色白中黄，苔形潤膩。左脈滑動細無力渋，右脈滑動無力渋。

弁証：気虚気滞瘀血水飲湿熱化証。

治則：補気，行気化瘀，清熱利水飲湿。

処方：ツムラ96柴朴湯（朝・夕），23当帰芍薬散（昼）。

経穴：三陰交，脾兪，手三里，豊隆，下関，解谿，腕骨，次髎，聴宮，外関，耳門，懸鐘，聴会，内関，太衝，膈兪，厥陰兪。

食療：キュウリ，トマト，春菊を多めに取る。牛肉を適当に食べる。

■治療は週に1回で，3カ月後に耳の詰まりと頭痛がなくなり，耳鳴りが気にならなくなった。聴力が少し良くなった。尿は一日4～5回で，量多（合わせて1000mℓ/日），やや黄色。舌色尖紅，舌形やや歯痕，斜巻，苔色白中黄，苔形やや腐。

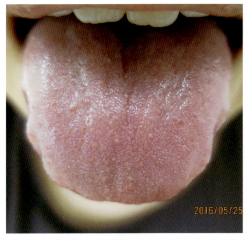 →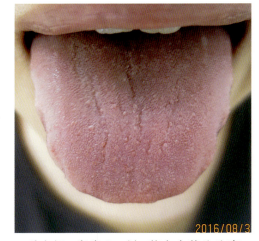

舌偏紅，歯痕Ⅲ斜巻胖芒刺，苔白中黄潤膩　　　　舌尖紅，歯痕Ⅰ・斜，苔白中黄やや腐

＊歯痕はⅢからⅠに減った。巻舌も軽減，胖舌と潤苔がなくなった。

第3節　栄　養（光滑舌）

【症例3】

名前：Kさん　性別：女　年齢：63歳　初診日：1999年8月8日

主訴：全身の倦怠感［鬱病］（子供が大学を卒業して就職したばかりのときに，病気で亡くなった。それが原因で鬱証になった）

症状：倦怠感。外に出たくない，人と話したくない。右背中に針を刺すような痛み，時々夜に痛くて目が覚める。口膩・口干，しかし水は飲みたくなく，夜に口を潤す程度で，食欲低下。大便は三日に1回。尿一日に6回，量中，色黄。右厥陰心包経動き負荷テスト制限陽性。舌色絳，舌形光滑，裂紋，斜巻，無苔。リズム異常な脈。

弁証：心陰虚気滞瘀血鬱熱証。　　治則：養心血，行気化瘀，清熱。

処方：ツムラ71四物湯＋35四逆散＋田三七人参。

経穴：神門，心兪，合谷，解渓，外関，陽陵泉（左右），内関，厥陰兪，膈兪（右）。

■治療は週に1回で，3カ月後，背中の痛みがなくなり，鬱の症状も良くなった。二便とも正常。舌色淡紅，色形裂紋，斜巻，苔色白，苔形やや厚。

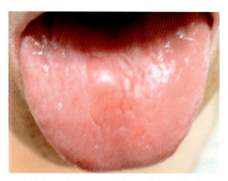

舌絳，光滑・裂紋・斜巻，無苔

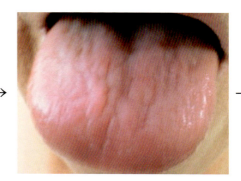

舌絳，裂紋・斜巻，苔色白，苔形潤

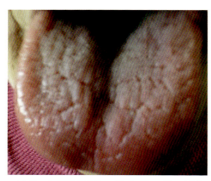

舌暗，裂紋斜巻，苔白黄，苔形膩

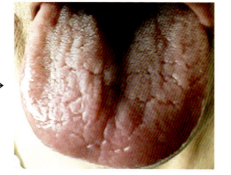

舌淡紅，裂紋斜巻，苔色白，苔形厚

＊治療後，苔（従来的に，苔がないのは危篤の病理状態といわれた）が出てきた。

第4節　働き・栄養（裂紋舌・嫩舌・小舌・短舌）

【症例4】裂紋
名前：Bさん　性別：女　年齢：78歳　診察日：1999年6月8日
主訴：手足のふるえ［パーキンソン病］
症状：手足の顫動，歩行困難。歩幅は2～3cm。3，4分歩いたら休憩する。風呂後（温め）に症状が悪化する。口干，夜に口を潤す。食欲正常。尿一日に6回，量中（合わせて1000mℓ/日），色黄。大便乾燥（コロコロ）。左右厥陰肝経動き負荷テスト制限陽性。舌色絳，舌形脳回状裂紋斜巻，苔色黄，苔形腐。脈動滑細数無力。
弁証：陰虚気滞瘀血濁熱化証。
治則：養陰清熱，行気化瘀，降濁。
処方：知柏地黄丸，ツムラ51潤腸湯。
経穴：曲泉，肝兪，腎兪，外関，膝陽関，太衝，厥陰兪，膈兪，解渓，天枢（左右）。
■治療3カ月後に手足のふるえが軽くなり，歩幅も正常に近くなってきたが，疲れたらまた症状が悪化する。二便とも正常。舌色絳，舌形脳回状裂紋（大減），斜巻，苔色白中黄，苔形やや膩。

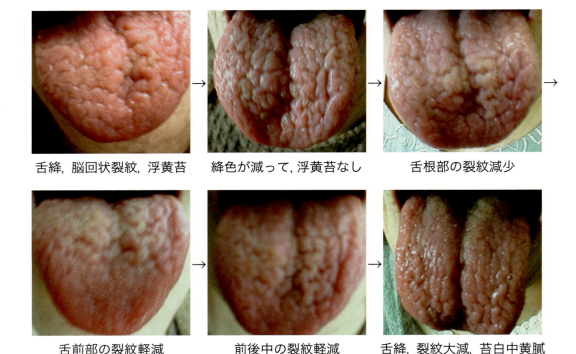

舌絳，脳回状裂紋，浮黄苔　　絳色が減って，浮黄苔なし　　舌根部の裂紋減少

舌前部の裂紋軽減　　　　　　前後中の裂紋軽減　　　　　　舌絳，裂紋大減，苔白中黄膩

＊治療後，症状の改善とともに脳回状裂紋が大減。

【症例 5】 裂紋
名前：Gさん　性別：女　年齢：46歳　初診日：1999年7月8日
主訴：口眼瘙攣［右顔面痙攣］
症状：口眼瘙攣，疲れたとき・夕方・緊張したときに症状が悪化する。風呂では変化なし。食欲正常。溏便（軟便）。尿一日に8回，量少（合わせて800mℓ/日），色黄。手足の裏側が黄色。左右厥陰肝経動き負荷テスト制限陽性。舌色絳，舌形歯痕・裂紋・胖大・斜・瘀血点，苔色白黄，苔形膩潤。
弁証：気陰両虚気滞瘀血水飲湿熱化証。
治則：補気滋陰，行気化瘀，清熱，利水湿。
経穴：三陰交，血海，脾兪，内関，太衝，厥陰兪，膈兪，外関，瞳子髎，陽陵泉，陽白，下関，解渓，手三里，下巨虚，次髎，攢竹。

■治療は月に2回で，5カ月後に症状が良くなった。尿黄，量普通。便がやや軟らかい。裂紋も顕著に軽減した。舌淡紅，舌形裂紋（大減），斜巻，苔色白黄，苔形膩。

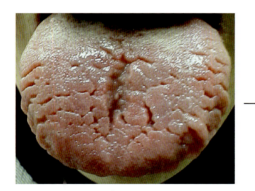
舌絳，歯痕裂紋斜瘀血点胖大，苔白黄潤膩

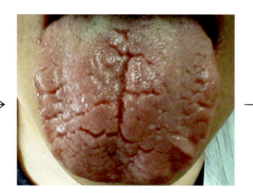
直の裂紋軽減

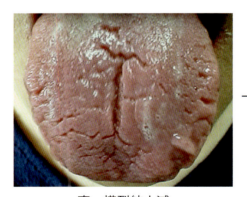
直・横裂紋大減

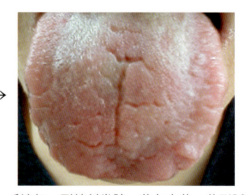
舌淡紅，裂紋斜巻胖，苔色白黄，苔形膩

＊治療後，症状の改善とともに裂紋が大減。

【症例6】嫩舌

名前：Hさん　性別：女　年齢：26歳　初診日：2014年1月8日

主訴：脱髪［円形脱毛症］

症状：1カ月前からストレスがたまって，髪が抜けている（断髪）。不眠，口干飲冷，食欲低下，倦怠感。尿一日に4回，量少（100mℓ/回），色黄。左右厥陰心包・肝経動き負荷テスト制限陽性。舌色紅，舌形嫩・裂紋・斜巻・芒刺，苔色白黄，苔形潤膩。

弁証：肝腎陰虚気滞瘀血水飲湿熱化証。　　治則：養陰，行気化瘀，清熱，利水飲湿。

経穴：三陰交，肝兪，腎兪，外関，陽陵泉，内関，曲泉，膈兪，厥陰兪，合谷，解谿，豊隆，腕骨，次髎。

■治療は週に1回で，5回目後に断髪がなくなって，髪が長く出てきた。不眠・口干飲冷の症状が良くなって，尿正常。舌色紫絳，舌形裂紋・斜巻，苔色白，苔形厚。

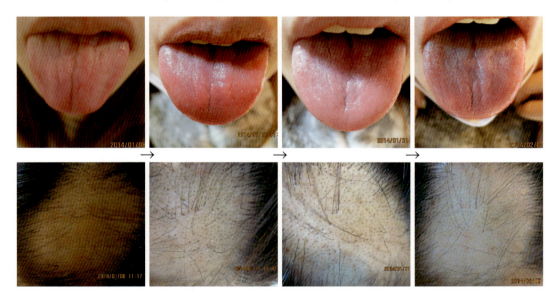

＊治療後，断髪がなくなり髪が長く出てきた。舌色紅が大減，嫩舌や潤膩苔が消失した。

【症例7】小舌

名前：Tさん　性別：女　年齢：76歳　初診日：2017年6月24日

主訴：匂い異常［嗅覚障害］

症状：2年前からコーヒーやパンなどの匂いが分からなくなり，だんだん生活中の匂いも分からなくなって受診に来た。疲れると症状が悪化する。風呂はぬるい。食欲普通。大便硬い。尿は一日に3～4回，量少，色黄。左右厥陰肝経動き負荷テスト制限陽性。舌色紅，舌形小・斜・瘀血点・芒刺，苔色白黄，苔形潤厚。

弁証：肺陰虚気滞瘀血水飲濁熱化証。　　治則：養肺陰，行気化瘀，清熱利水飲，祛濁。

経穴：太淵，肺兪，外関，陽陵泉，内関，太衝，膈兪，合谷，迎香，上虚巨，巨髎，腕

骨, 次髎。
- ■治療は週に1回で, 3回目後, 胡椒・唐がらしの匂いが分かった。3カ月後, 酢・コーヒー・パンなど, 6カ月後, 生活中のいろいろな匂いが分かるようになり, 尿・大便正常になった。舌偏紅, 舌形斜巻瘀血点芒刺, 苔色白黄苔形腐。

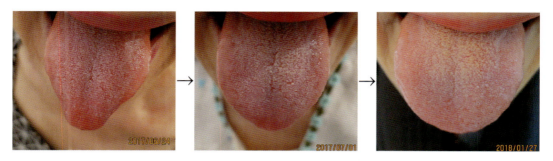

＊治療後, 嗅覚がずいぶん回復して, 舌色紅が大減。小舌が回復し, 潤苔が消失した。

【症例8】短舌

名前：Eさん　性別：女　年齢：50歳　初診日：2017年4月26日
主訴：不安不眠［鬱症］
症状：半年前東京から引越して来て, 不安不眠がだんだんひどくなって受診に来た。疲れたとき, ストレスがあったとき, 生理前に症状が悪化する。咳, 倦怠感, 飲冷, 生理不順, 風呂はぬるい, 食欲普通, 大便正常。尿は一日に5回, 量少（合わせて700mℓ/日）, 色黄。左右厥陰肝経動き負荷テスト制限陽性。舌色偏紅, 舌形短・斜巻・瘀血点・芒刺, 苔色白中黄, 苔形潤膩。
弁証：心腎陰虚気滞瘀血水飲湿熱化証。　治則：養心腎陰, 行気化瘀, 清熱利水飲祛湿。
経穴：神門, 心兪, 腎兪, 外関, 陽陵泉, 内関, 太衝, 膈兪, 合谷, 豊隆, 次髎。
処方：加味逍遥散（朝・昼）, 滋陰降火湯（夕）。
- ■治療は1回目だけ鍼をしたところ, 不安症状が大減。次は3カ月漢方を飲んで, 不安不眠, 咳が良くなり, 生理も正常に戻った。小便正常。舌偏紅, 舌形斜巻瘀血点芒刺, 苔色白黄苔形膩。

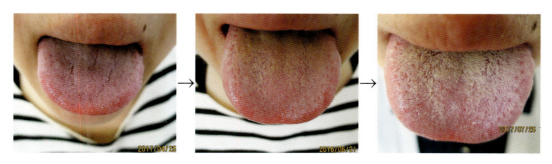

＊治療後, 不安不眠, 咳など症状がなくなって, 生理も正常に回復し, 短舌が消失した。

第5節　異常な排泄物

（一）潤　苔

【症例9】

名前：Tさん　性別：女　年齢：66歳　診察日：2000年6月21日

主訴：尿頻（頻尿）

症状：夜尿頻（2～3回）で，昼2回，量少（合わせて300mℓ/日），色淡白。畑で疲れる仕事をした日に夜尿の回数が増加する。左下腹部を温めると，夜尿の回数が軽減する。腰がだるい。全身が少し痒い。食欲正常。大便正常。左右足厥陰肝経の動き負荷テスト制限陽性。舌色紫絳，舌形歯痕裂紋巻瘀血斑点，苔色白，苔形潤（透明状）。

弁証：腎陰陽両虚寒凝気滞瘀血水飲熱化証。　治則：補陽滋陰散寒清熱，行気化瘀利水。

経穴：委陽，次髎，解渓，陽陵泉，中封，膈兪，厥陰兪，照海，腎兪（左右），命門。

■治療は週に1回で，1カ月後，尿が正常に戻った。舌色紫絳，舌形やや歯痕裂紋斜巻，苔色白，苔形薄。

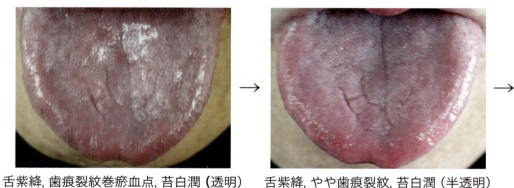

舌紫絳, 歯痕裂紋巻瘀血点, 苔白潤（透明）　　舌紫絳, やや歯痕裂紋, 苔白潤（半透明）

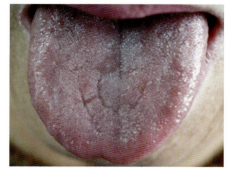 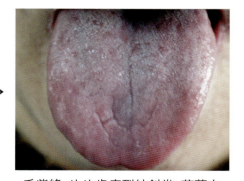

舌紫絳, やや歯痕斜巻裂紋, 苔薄白潤（潤い）　　舌紫絳, やや歯痕裂紋斜巻, 苔薄白

＊この潤苔の症例は，治療後，透明状の潤苔―半透明状―潤い―潤苔の消失になった。

【症例10】

名前：Sさん　性別：男　年齢：58歳　初診日：1998年6月24日

主訴：胸背痛［狭心症］

症状：胸背痛，押すと痛くなる。動悸で夜に目が覚める。右膝が痛い。長く坐るときと立つときに痛くなり，動かすと軽減する。食欲正常。尿一日4～5回，量中（合わせて700mℓ/日），色淡黄。大便正常。左右手厥陰心包経の動き負荷テスト制限陽性。舌色尖紅，舌形斜，瘀血点，苔色白，苔形潤（半透明）。

弁証：気滞瘀血水飲熱化証。　　治則：行気化瘀，清熱，利水。

経穴：後渓，次髎，合谷，解渓，内関，曲沢，膈兪，厥陰兪，外関，足臨泣（左右）。

■治療は週に1回で，1ヵ月後に胸背痛・動悸がなくなった。舌色淡紅，舌形瘀血点，苔色白，苔形薄い。

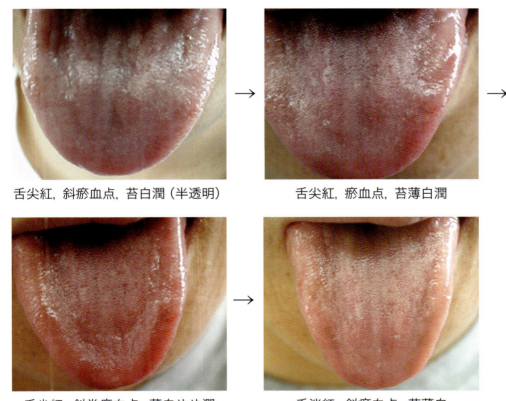

舌尖紅, 斜瘀血点, 苔白潤（半透明）　→　舌尖紅, 瘀血点, 苔薄白潤　→

舌尖紅, 斜巻瘀血点, 薄白やや潤　→　舌淡紅, 斜瘀血点, 苔薄白

＊この潤苔の症例は，治療後，半透明状―潤い―潤苔の消失になった。

（二）膩　苔

【症例11】

名前：Kさん　性別：女　年齢：94歳　診察日：2000年2月16日

主訴：嘔吐。［食道癌］

症状：食後に嘔吐（流汁以外）。右膝痛。風呂で変化なし。膝の内外側が腫れ，正坐ができない。階段を降りるときに痛い。夜に痛くて目が覚める。立ったり坐ったりするときに痛くなる。寒い日に悪化する。口膩，口干，夜に口を潤す程度。尿一日8回，量中（合わせて1200ml／日），色黄。食欲正常。便秘。左右厥陰肝経動き負荷テスト制限陽性。舌色紫絳，舌形斜卷瘀血斑，苔色白中黄，苔形膩Ⅲ（全舌部）腐。

弁証：寒凝気滞瘀血痰食湿熱化証。　治則：散寒，行気化瘀，化痰食湿，清熱。

経穴：委中，合陽，太衝，曲泉，京門，陽陵泉，解渓，豊隆，膈兪，厥陰兪（左右）。

■2週間に1回の治療で嘔吐は改善したが，治療しないと嘔吐する。3カ月後，膝痛と腫れがなくなった。二便正常。舌色紫絳，舌形裂紋斜卷，苔色白黄，苔形膩Ⅰ（辺）。

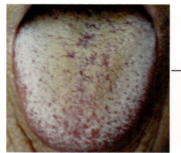 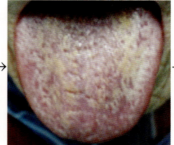 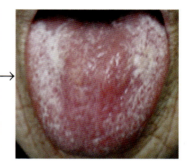

舌紫絳，苔白中黄膩Ⅲ腐　　舌紫絳，苔白中黄膩Ⅱ腐　　舌紫絳，苔辺白膩Ⅰ

＊治療後，症状が軽減するとともに，舌診の膩苔と腐苔が大減した。

【症例12】

名前：Mさん　性別：女　年齢：12歳　診察日：2000年2月17日

主訴：白癜風。［皮膚の白斑］

症状：左右肘の前面の外側（経穴の曲池から手三里のあたり）に直径3cmの白斑がある。疲れたときや，夜の時間帯，お風呂に入ったときに症状が悪化する。局部熱感がある。尿一日3回，量中（合わせて600ml／日），色黄。大便正常。食欲正常。左右厥陰肝経動き負荷テスト制限陽性。舌色偏紅，舌形短小卷芒刺，苔色白黄，苔形潤膩。

弁証：陰虚気滞瘀血水飲湿熱化証。　治則：滋陰，行気化瘀，清熱，利水飲湿。

処方：三物黄芩湯合加味逍遙散。

経穴：曲泉，太谿，肝兪，腎兪，曲池，解渓，腕骨，次髎，外関，陽陵泉，内関，太衝，

膈兪, 厥陰兪（左右）。
■治療は週に1回で, 1カ月後に良くなった。以後, 再発はない。舌尖紅, 裂紋斜巻芒刺, 苔色白。苔形やや潤。

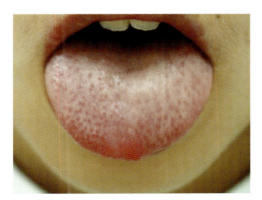 →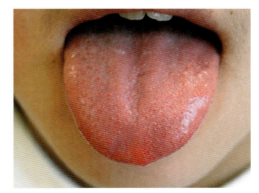

舌尖紅, 短小巻芒刺, 苔色黄, 潤膩　　　　舌尖紅, 裂紋斜巻芒刺, 苔色白, 形薄

＊治療後, 白斑が消失した。舌診も短舌から正常になり, 膩苔がなくなって, 潤苔も減った。

（三）腐　苔

【症例13】

名前：Sさん　性別：女　年齢：51歳　診察日：2012年10月24日
主訴：左肩痛［鬱症］
症状：左肩が痛い。2カ月前に左手で3kg位の重いお茶を持った後, 左肩が痛くなった。夜に痛くて目が覚め, 局部に熱感があり, 疲れたとき・朝起きたときに悪化する。お風呂はぬるい。不安不眠, 泣きやすい。肉や油っぽい食物を食べる（カレーの匂いも）と, 胃が痛くなり, 食欲不振。とても厭な悪夢を見る。尿一日8回, 量中（合わせて1200mℓ/日）, 色黄。大便軟らかい, スッキリしない。左右厥陰心包・肝経動き負荷テスト制限陽性。舌色偏紅, 舌形歯痕, 巻, 瘀血点, 芒刺, 苔色白中黄, 苔形腐。
弁証：気虚気滞瘀血食湿熱化証。　　治則：補気, 行気化瘀, 清熱, 消食化湿。
処方：柴朴湯合加味逍遙散。
経穴：三陰交, 脾兪, 手三里, 豊隆, 解渓, 外関, 陽陵泉, 内関, 太衝, 膈兪, 厥陰兪。
■治療は鍼を週に1回で, 2週間後, 左肩の痛みが良くなって, 肉や油っぽい食べ物を食べても胃痛が起こらなくなった。ほかの症状も軽減。舌色尖紅, 舌形やや歯痕裂紋, 巻, 芒刺, 苔白黄, 苔形やや潤。

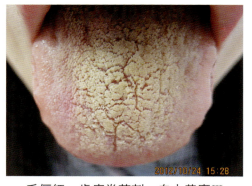 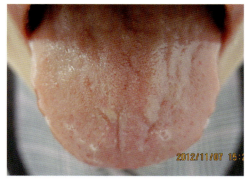

舌偏紅，歯痕巻芒刺，白中黄腐Ⅲ　　　　　　舌偏紅やや歯痕裂紋巻芒刺，苔白黄，やや潤

＊治療後，症状が軽減するとともに，腐苔（Ⅲ）がなくなった。

（四）厚　苔

【症例14】

名前：Yさん　性別：男　年齢：56歳　診察日：1998年6月17日

主訴：左肩痛［五十肩］

症状：1年前から左肩が痛い（動き制限）。最近，絞るような痛みがあり，夜に痛くて目が覚める。疲れたときや寒い日，雨の前日・曇りのときに症状が悪化する。熱いお風呂に入ると痛みが軽減する。朝起きたときに痛みが増加するが，動かすと軽減する。口干，冷たい水を少量飲む。尿一日6回，量中，色黄。便秘。左厥陰心包経動き負荷制限陽性，舌色紫絳，舌形歯痕，巻，胖大，芒刺，苔色白中黄，苔形厚。

弁証：心陽気虚寒凝気滞瘀血濁熱化証。　治則：温補心陽，散寒，行気化瘀，清熱化濁。

経穴：神門，心兪，陽谷，天宗，曲池，肩髃，外関，肩髎，内関，膈兪，厥陰兪（左）。

■治療は週1回で，3カ月後に夜間痛がなくなった。8カ月後，肩の痛みがなくなって，動かせる範囲も95％に戻った。舌紫絳，胖やや歯痕，苔やや厚白中黄。

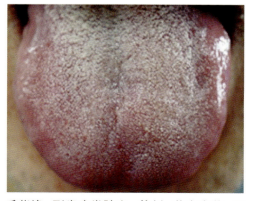 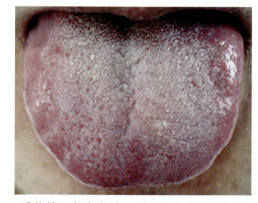

舌紫絳，形歯痕巻胖大，芒刺，苔白中黄，厚　　　舌紫絳，歯痕巻胖大減，苔白中黄，厚減

＊治療後，左肩痛がなくなるとともに，厚苔が薄くなった。

第6節　気血の流れの異常

（一）気　滞（気の流れの異常）

【症例15】斜舌
名前：Kさん　性別：女　年齢：50歳　診察日：2017年3月29日
主訴：左腰痛
症状：1年前から左腰が痛い。鍼灸・整形で治療しても良くならなかった。杖を使って診療に来た。時々夜に痛くて目が覚め，歩くときに痛くなり，5分位歩いたら痛みが悪化する。右から左へ寝返りするときに劇痛が起こり，立つと痛みが激しくなる。口干，ぬるいものを飲んでいる。風呂の温度は40度で良い。食欲正常。小便回数は7～8回で，量少（合わせて800mℓ/日）。大便が軟らかい。右厥陰心包・肝胆経動き負荷制限陽性，舌色偏紅，舌形歯痕，裂紋，斜巻，胖大，芒刺，苔色白中黄，苔形潤膩。
弁証：気陰両虚気滞瘀血水飲湿熱化証。
治則：補気養陰，行気化瘀，清熱，利水飲化湿。
経穴：三陰交，脾兪，腎兪，申脈，次髎，足三里，下虚巨，右（俠渓，丘墟，懸鍾，陽陵泉，内関，大衝，膈兪，厥陰兪）。
処方：猪苓合四物湯（朝），加味逍遙散（昼），加味帰脾湯（夕）。
■治療は週に1回で，2週後に腰痛が大減，30分位歩ける。3カ月後，杖がいらなくなって，普通の生活をしても腰痛が起こらない。舌偏紅，裂紋，苔白中黄厚。

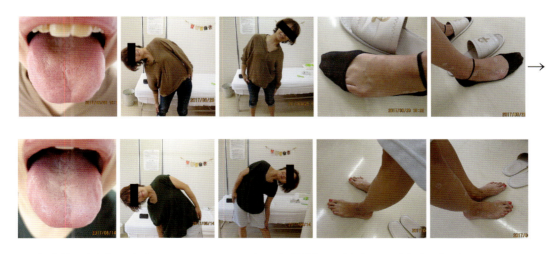

＊治療後，腰痛が良くなるとともに，動き負荷制限が消失し，斜舌も軽減した。

【症例16】斜舌

名前：Uさん　性別：女　年齢：32歳　診察日：2017年1月4日

主訴：腰痛［逆子，妊娠31週目］。

症状：腰痛で，寝始めの時や，寝返り時や，坐っていた後立つときに痛みが加重する。食欲正常。尿一日8回，量やや少ない（合わせて850mℓ/日），沫が出る。大便硬い。右厥陰心包・肝胆経動き負荷制限陽性，舌色偏紅，形歯痕裂紋大巻斜（右），苔色白黄，形腐やや潤。脈100回/分。

弁証：気陰両虚気滞瘀血水飲湿濁熱化証。

治則：補気養陰，行気化瘀，清熱，利水飲湿，化濁。

経穴：三陰交，脾兪，崑崙，次髎，合谷，曲池，上虚巨，右（解渓，侠渓，帯脈，内関，大衝，膈兪，厥陰兪）。

■治療は週に1回，円皮鍼で，1週後に腰痛が大減。4週後，胎位正常になった。舌色偏紅，形歯痕裂紋巻芒刺，苔色白中黄，形やや腐。（「友達から聞いた。お灸すると，逆子にならない。それで，妊娠してから毎日，三陰交・至陰などに灸をした。だから，脈100回/分になったのじゃないか」。それで，やめなさいと説明した）

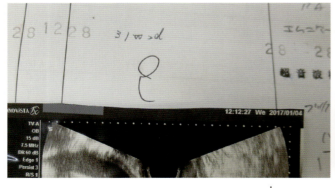
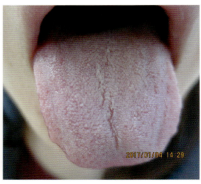

↓

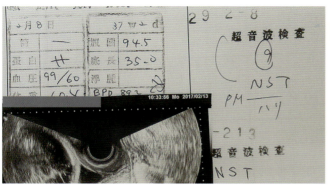
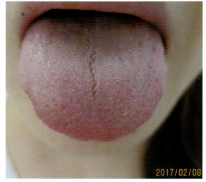

＊治療後，症状が軽減し胎位が正常に戻るとともに，斜舌が良くなった。

（二）瘀　血（血の流れの異常）

【症例17】瘀血斑点
名前：Yさん　性別：女　年齢：45歳　初診日：2002年6月25日
主訴：左半身の痛み［腰・頸椎のヘルニア］
症状：左半身が痛く，押すと痛みが増加する。特に背中に針を刺すような痛みがあり，毎晩痛くて何回も目が覚める。イライラして眠れず起きて坐る。眩暈，動悸。左手足が痺れて冷たい。咽喉部の違和感，寒い日，雨の前日，曇りの天気のときや安静状態のときに症状が悪化する。お風呂とシャワーの蒸気でも症状が悪化する。水と関係がある厭な夢や，心配や驚きの夢をよく見る。口膩・口干，水を飲まない。尿一日2〜3回，量やや少なく，色淡。食欲正常。大便一日1回で，やや軟らかい。左厥陰心包経，左右厥陰肝経動き負荷テスト制限陽性。舌質紫絳尖紅，斜，瘀血斑，苔白潤（Ⅲ）膩。
弁証：寒凝気滞瘀血水湿停留証。　　治則：散寒化湿利尿，行気化瘀。
経穴：委陽，次髎，中封，曲泉，章門，京門，膝陽関，風池，解渓，大巨，膈兪，厥陰兪（左右），内関（左）。

■治療は週に1〜2回で，1カ月後（2002年7月28日），痛みが少し軽くなり動悸もなくなった。咽喉部に違和感があり，湿度の高い所では悪化する。頸部の痛みは寝返り時に加重する。朝起きるときに酷く，動かすと軽減する。左手足が冷たくて痺れる。眩暈。尿は一日3回で，量少，色淡。食欲低下。

　2カ月後（2002年8月28日），鍼を週に1回治療。左足の外側が時々痺れ，左足が冷たい。たまに夜に痛くて目が覚める。

　3カ月後（2002年10月7日），痺れがなくなり，夜に痛くて目が覚めたのは1回だけだった。左手が時々冷たくて痙攣する。塩の味覚が弱くなっている。尿は一日に3〜4回で，量中，色は時々淡黄。大便は一日1回で，やや軟らかい。

　6カ月後（2003年1月8日），夜に痛くて目が覚めることはなくなった。足の冷感もなくなった。尿は一日4〜5回で，量中，色淡黄。大便は一日1回で，形は正常。水と関係がある夢は非常に少なくなった（2枚目の舌診の写真）。

　8カ月後（2003年2月26日），腰痛だけの症状になった。押すと痛みが加重する。左手が（楽器を弾く疲れ）脱力感で冷たくなる。シャワーの蒸気で痛みが加重，雨の前日には症状が悪化する。階段の昇りがきつい。尿は一日に5〜6回で，量中，色淡黄。大便は一日2回で，やや軟らかい（ヨーグルトを飲んでいたので，やめるように指示をした）。厭な夢は少なくなっている（3枚目の舌診の写真：左辺瘀血斑が軽減し，瘀血点に分化している，苔薄潤）。

9カ月後（2003年3月24日），長く楽器を弾くと，左手が冷たくて脱力感になる。鍼をした後の4〜5日は症状が軽い。シャワー（蒸気）のときに体が痛くなり，雨の日に加重する。尿は一日に5〜6回で，量中，淡黄色。大便は一日に1回で，形は正常。夢は少なくなり，厭な夢は見なくなった。日常生活の意味のない夢を何回か見た（4枚目の舌診の写真）。

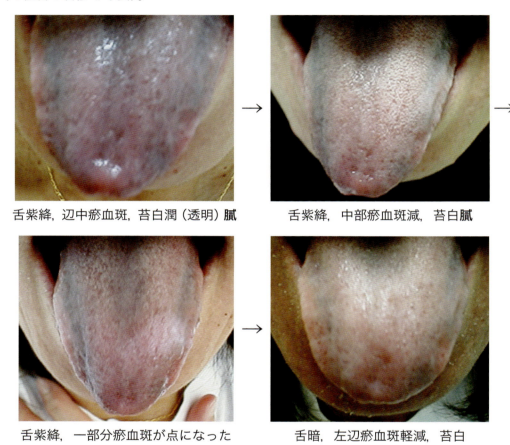

舌紫絳，辺中瘀血斑，苔白潤（透明）膩 → 舌紫絳，中部瘀血斑減，苔白膩 →

舌紫絳，一部分瘀血斑が点になった → 舌暗，左辺瘀血斑軽減，苔白

＊治療後，症状が軽減するとともに，舌診の瘀血斑が軽減し，瘀血斑が瘀血点に変化した。

第7節　その他

【症例18】舌瘡

名前：Hさん　性別：女　年齢：26歳　初診日：1999年10月8日
主訴：舌瘡（舌痛）［舌炎］
症状：疲れたときに舌糜爛が起こりやすい。局部が紅くて痛い。倦怠感。動悸，不整脈を伴い，風呂では関係がない。手足のむくみは朝が酷くて，動かせば軽減する。口干，水は飲まない。食欲低下。便秘・下痢を繰り返す。尿は一日に3〜4回，量少，色黄色。左右厥陰肝経動き負荷テスト制限陽性。舌色絳，舌形歯痕・裂紋・小・斜・芒刺・舌瘡，苔白潤。
弁証：気陰両虚気滞瘀血水飲熱化証。　　治則：養陰補気，行気化瘀，清熱利水飲。
処方：ツムラ20防已黄耆湯とツムラ56五淋散。
■診療は週に1回で，6カ月後に症状が軽くなった。治療後の2年間，舌尖糜爛は一回も起こっていない。舌淡紫尖紅，舌形歯痕・斜巻，苔色白黄，苔形膩。

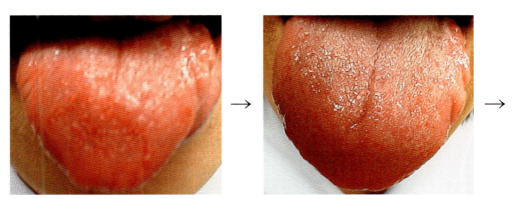

舌色絳, 舌形歯痕裂紋小斜芒刺舌瘡, 苔白潤　　舌色絳, 歯痕裂紋芒刺斜舌瘡, 苔薄黄潤

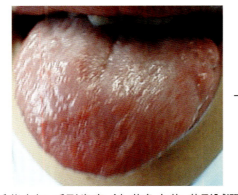

舌紫尖紅, 舌形歯痕・斜, 苔色白黄, 苔形膩潤

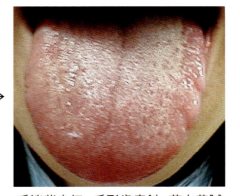

舌淡紫尖紅, 舌形歯痕斜, 苔白黄膩

＊治療後，舌瘡が良くなって，再発しなかった。

第 5 章　臨床診断ポイント

　伝統医学でも近代医学（西洋医学）でも，診断は必ず必要である。診断というのは，体のいろいろな病理状態を見つけてまとめたもの（伝統医学では"証"という）である。ただ，伝統医学と西洋医学では，やり方，言葉，いわゆるシステムが異なる。

　西洋医学のシステムでは，体内をすべて見えるものとして設定している。その設定に従って，見える・確認できる検査機械などを作って調べる。そして，そのものが正常か異常かを判断する。例えば，右の脇に肝臓というものがあり，その肝臓の大きさとか，硬さなどを決めている。そして，エコーという機械で調べると，その人の肝臓がどうなっているかが分かる。もし，決めた正常な大きさより大きければ肝腫太と診断し，正常の硬さより硬ければ肝硬変と診断する。

　ところが，伝統医学のやり方は，体内をすべて見えないもの（未知数X・Y）として設定している。そのものが異常になると，確実に体表からいろいろな反応（症状・所見・舌診・脈診など）が出現する。そして，調べた反応から，体内に設定したものとの関係を検討して診断を決める。例えば，眩暈という症状が出現したときに，もし，安静時に，動作の変わりめのときに症状が悪化し，ほかに舌の上に瘀血斑点が出現したり，渋脈が現れたり，人体の内側面の負荷制限が現れた場合は，"肝の気滞瘀血証"と診断する。

　本章は「新・臨床中医学」の考えに基づいて，舌診のデータ（舌質の色・形，舌苔の色・形）だけで診断（弁証）できるよう提唱するものである。以下，診察診断カルテと診断ポイントを説明する。

舌診の診察診断カルテ

舌質の色　＿＿＿＿＿＿＿＿＿＿＿＿＿＿＿＿＿＿＿＿＿＿＿＿＿

舌質の形　＿＿＿＿＿＿＿＿＿＿＿＿＿＿＿＿＿＿＿＿＿＿＿＿＿

舌苔の色　＿＿＿＿＿＿＿＿＿＿＿＿＿＿＿＿＿＿＿＿＿＿＿＿＿

舌苔の形　＿＿＿＿＿＿＿＿＿＿＿＿＿＿＿＿＿＿＿＿＿＿＿＿＿

弁　　証　＿＿＿＿＿＿＿＿＿＿＿＿＿＿＿＿＿＿＿＿＿＿＿＿＿

第1節　診断ポイント

（一）舌質の色

　舌質の色には，紫絳・紫・暗・淡白・淡紅（正常）・偏紅・紅・絳という8種類があり，それらは主に体の寒・熱の病理状態を示す。"寒証"または"熱証"の診断ポイントとして考えられる。

1　淡紅舌
　淡紅舌とは，一般的に，体が正常な状態のときに現れる舌質の色のことである。

2　淡白舌
　淡白舌は，寒の病理状態とははっきりとは決められないが，熱の病理状態ではないことだけは，はっきりと分かる。

　　　淡白舌 ⟶ 熱証ではない

3　暗舌
　暗舌は，寒の病理状態とははっきりとは決められないが，熱の病理状態ではないことだけは，はっきりと分かる。

　　　暗　舌 ⟶ 熱証ではない

4　紫舌
　紫舌は，寒の病理状態と関係があり，"寒証"の診断ポイントとして考えられる。

　　　紫　舌 ⟶ 寒証

5　紫絳舌
　紫絳舌とは，紫色と絳色（または紅色）を合わせた色のことである。紫舌は寒の病理状態と関係があり，絳舌（紅舌）は熱の病理状態と関係があり，合わせると寒・熱の病理状態と関係があり，すなわち"寒熱証"の診断ポイントとして考えられる。

　　　紫絳舌 ⟶ 寒熱証

6 偏紅舌

偏紅舌は，熱の病理状態と関係があり，"熱証"の診断ポイントとして考えられる。臨床的に，虚熱も実熱も関係がなく，虚の舌質の形が出現すれば虚熱と言う。

　　　偏紅舌 ⟶ 熱証

7 紅舌

紅舌は，熱の病理状態と関係があり，"熱証"の診断ポイントとして考えられる。臨床的に，熱の病理状態が激しい。

　　　紅　舌 ⟶ 熱証

8 絳舌

絳舌は，熱の病理状態と関係があり，"熱証"の診断ポイントとして考えられる。臨床的に，血の不足と瘀血の病理状態と関係があるが，診断ポイントとして，血虚証の場合は虚している舌質の形が必要であり，瘀血証の場合は瘀血斑点舌が必要である。

　　　絳　舌 ⟶ 熱証

（二）舌質の形

舌質の形には，歯痕舌・光滑舌・裂紋舌・嫩舌・痩舌・小舌・短舌・芒刺舌・斜舌・巻舌・瘀血斑線点・胖舌・太舌・舌瘡舌・舌腫舌の15種類がある。臨床時に，それら（歯痕舌・光滑舌・裂紋舌・嫩舌・痩舌・小舌・短舌）は主に体の不足の病理状態を示していて，いわゆる虚証の診断ポイントとして考えられる。ほかに，実している（斜舌・巻舌・瘀血斑点・胖舌・太舌・芒刺舌）病理状態または実・虚の混ざっている病理状態（舌瘡舌）と関係があるものもある。

1 歯痕舌

歯痕舌は，体が虚している病理状態を示す。陰陽学説によると，体の不足の病理状態を働き不足と栄養不足という二つのタイプに分けて，臨床時に，歯痕舌は人体の働き不足のことと考えられる。伝統医学の見方によると，人体の働きは陽気（力＋温め）と気（力）という二つのタイプに分かれる。だから，歯痕舌は，"陽気虚証"または"気虚証"の診断ポイントとして考えられる。さらに，舌質の紫色（紫舌・紫絳舌）と同時に出現した場合は，"陽気虚証"の診断ポイントとして考えられ，紫色以外の舌質の色と

同時に出現した場合は，"気虚証"の診断ポイントとして考えられる。

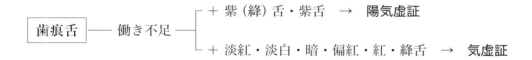

2 光滑舌

　光滑舌は，体が虚している病理状態を示す。陰陽学説では，体の不足の病理状態を働き不足と栄養不足という二つのタイプに分ける。臨床時に，光滑舌は人体の栄養不足と関係があり，いわゆる"陰虚証"の診断ポイントとして考えられる。

　　　光滑舌 ── 栄養不足 → 陰虚証

3 裂紋舌・嫩舌・痩舌・小舌・短舌

　裂紋舌・嫩舌・痩舌・小舌・短舌は，体が虚している病理状態を示す。伝統医学では，陰陽学説によると，虚の病理状態を働き不足と栄養不足の二つのタイプに分け，さらに，働き不足を陽気と気の二つのタイプに分ける。臨床時に，舌質の色を合わせて考えると，三つのタイプに分かれる。紫舌と同時に出現した場合は"陽気虚証"の診断ポイントとして，淡紅舌・淡白舌・暗舌と同時に出現した場合は"気虚証"の診断ポイントとして，偏紅舌・紅舌・絳舌と同時に出現した場合は"陰虚証"として考えられる。

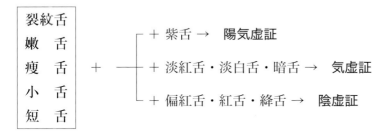

4 斜舌・巻舌

　斜舌・巻舌は，気の流れの異常と関係があり，いわゆる"気滞証"の診断ポイントとして考えられる。

　　　斜舌・巻舌 ──→ 気滞証

5 瘀血斑・線・点舌

　瘀血斑・線・点舌は，血の流れの異常と関係があり，いわゆる"瘀血証"の診断ポイ

ントとして考えられる。

瘀血斑・線・点舌 ⟶ 瘀血証

6 芒刺舌

芒刺舌は，熱の病理状態を示し，"熱証"の診断ポイントと考えられる。

芒刺舌 ⟶ 熱証

7 胖舌・大舌

胖・大舌は，体が実している病理状態を示すが，どんなものが実しているのかは，伴う異常な舌苔の形で決める。

8 舌瘡舌

舌瘡舌は，体に実と虚が混ざっている病理状態を示す。そのときに，すべての舌診のデータを合わせて弁証する。

9 腫瘤舌

腫瘤舌の病理状態はまだ不明である。

(三) 舌苔の色

舌苔の色は，白苔・白黄苔・白中黄苔・黄苔・黒苔という5種類に分けて，それらは主に体の寒と熱の病理状態を示す。臨床のときに，"熱証"の診断ポイントしか判断できない。

1 白 苔

白苔は，熱の病理状態ではないことを示す。臨床のときに，"熱証"も"寒証"も，はっきりとは診断ポイントにはならない。

2 白黄苔

白黄苔は，熱の病理状態があることを示す。臨床のときに，"熱証"の診断ポイントとして考えられる。

白黄苔 ⟶ 熱証

3 白中黄苔

従来的に，白中黄苔は熱化の病理状態といわれたが，「新・臨床中医学」の見方では，"熱証"の診断ポイントとして考えられる。

$$\boxed{白中黄苔} \longrightarrow 熱証$$

4 黄苔

黄苔は，熱の病理状態があることを示す。臨床のときに，"熱証"の診断ポイントとして考えられる。

$$\boxed{黄（黒）苔} \longrightarrow 熱証$$

5 黒苔

黒苔は，熱の病理状態があることを示す。臨床のときに，"熱証"の診断ポイントとして考えられる。

$$\boxed{黒\ 舌} \longrightarrow 熱証$$

（四）舌苔の形

舌苔の形には，薄苔・厚苔・膩苔・腐苔・潤苔・燥苔・剥苔という7種類がある。それらは主に異常な排泄物の病理状態を示す。いわゆる"実証"の診断ポイントとして考えられる。

1 薄　苔

薄苔は，舌苔の形の立場から見ると，正常なこととして考えられる。

2 厚　苔

厚苔は，体に濃い異常な排泄物があることを示し，実している病理状態である。具体的に，どんな異常な排泄物が詰まっているか，はっきりとは分からない。臨床時に，便秘のときによく出現する。それに"濁"という名をつけて，いわゆる濁の病理状態と関係があり，"濁証"の診断ポイントとして考えられる。

$$\boxed{厚\ 苔} \longrightarrow 濃い異常な排泄物 \rightarrow 濁証$$

3 膩苔

膩苔は，体に濃い異常な排泄物があることを示し，実している病理状態である。主に"湿"という病理状態と関係がある。すなわち"湿証"の診断ポイントとして考えられる。

　　　| 膩苔 |── 濃い異常な排泄物 →　湿証

4 腐苔

腐苔は，体に濃い異常な排泄物があることを示し，実している病理状態である。主に"痰・食滞"という病理状態と関係がある。すなわち"痰証・食滞証"の診断ポイントとして考えられる。

　　　| 腐苔 |── 濃い異常な排泄物 →　痰証・食滞証

5 潤苔

潤苔は，体に薄い異常な排泄物があることを示し，実している病理状態である。主に"水飲停留"という病理状態と関係がある。すなわち"水飲停留証"の診断ポイントとして考えられる。

　　　| 潤苔 |── 薄い異常な排泄物 →　水飲停留証

6 燥苔

燥苔は，体にどんな病理状態があるか，まだ分からない。すなわち，診断ポイントにならない。

7 剝苔

剝苔は，実も，虚も，熱も，寒も，体のいろいろな病理状態と関係がある。だから，診断ポイントとしては，はっきりとは決められない。そのときに，すべての舌診のデータを合わせて弁証する。

第2節　弁証名の書き方

舌診の弁証方法とは，舌質の色，舌質の形，舌苔の色，舌苔の形から，データを取って分析し，体のいろいろな病理状態をまとめて，一つの弁証名をつくることである。その弁証名を読みやすいように，また，昔の伝統医学の読み方と似ているように，その書き方を次のように説明する。

1　虚証名

虚証の診断ポイントがあれば，まず一番目に虚証名を書く。例えば，"陰陽両虚証"，"気陰両虚証"，"陽気虚証"，"気虚証"，"陰虚証"。

弁証名：陰陽両虚　　　　　　　　　　　証
弁証名：気陰両虚　　　　　　　　　　　証
弁証名：陽気虚　　　　　　　　　　　　証
弁証名：気虚　　　　　　　　　　　　　証
弁証名：陰虚　　　　　　　　　　　　　証

2　寒証名

寒証のポイントがあれば，寒証名を書く。もし虚証もあれば，まず虚証名を書いて，次に寒証名を続けて書く。例えば，"陽気虚寒証"。

弁証名：寒　　　　　　　　　　　　　　証
弁証名：陽気虚寒　　　　　　　　　　　証

3　気滞証名

気滞証の診断ポイントがあれば，気滞証名を書く。もし寒証もあれば，まず寒証名を書いて，次に気滞証名を続けて書き，そのときに，寒と気滞の間に"凝"の字を書く。例えば"寒凝気滞証"。もし虚証も寒証もあれば，まず虚証名を書き，次に寒証名・気滞証名を書く。例えば，"陽気虚寒凝気滞証"。

弁証名：気滞　　　　　　　　　　　　　証
弁証名：寒凝気滞　　　　　　　　　　　証
弁証名：陽気虚寒凝気滞　　　　　　　　証

4 瘀血証名

瘀血証の診断ポイントがあれば，瘀血証名を書く。もし虚証も寒証もあれば，まず虚証名を書いて，次に瘀血証名を書く。例えば，"陽気虚寒凝瘀血証"。もし，虚証も，寒証も，気滞証もあれば，まず虚証名を書いて，次に寒証名・気滞証名・瘀血証名という順番で書く。例えば，"陽気虚寒凝気滞瘀血証"。

  弁証名：瘀血   証
  弁証名：陽気虚寒凝瘀血証   証
  弁証名：陽気虚寒凝気滞瘀血   証

5 痰・食・水飲・湿・濁証名

痰・食・水飲・湿・濁証の診断ポイントが一つあれば，一つの証名を書く。例えば，"痰証"。二つあれば，その順番で二つの証名を書く。例えば"痰食停滞証"。全部あれば，その順番ですべての証名を書く。例えば"痰食水飲湿濁停滞証"。もし虚証もあれば，まず虚証名を書いて，次に痰食（水飲・湿・濁）など停滞証，または痰食水飲湿濁証名を書く。もし，虚証も，寒証も，気滞証も，瘀血証も，痰食証，水飲湿濁証などがあれば，まず虚証名を書いて，次に寒証名・気滞証名などの順番で書く。例えば，"陽気虚寒凝気滞瘀血証痰食水飲湿濁証"。

  弁証名：痰食停滞   証
  弁証名：痰食水飲湿濁停滞   証
  弁証名：陽気虚寒凝気滞瘀血痰食水飲湿濁 証

6 熱証名・熱の互結証名・鬱熱証名・熱化証名

（1）熱証名

熱証の診断ポイントがあれば，熱証名を書く。もし虚証もあれば，まず虚証名を書いて，次に熱証名を続けて書く。例えば，"陰虚熱証"。もし虚証も，寒証も，痰食証も，湿証も，濁証もあれば，次に虚証名・寒証名・痰食証名，湿証名，濁証名，熱証名を書く。例えば，"陽気虚寒痰食湿濁熱証"（気滞証や瘀血証や水飲証などの診断ポイントがあれば，次に説明がある）。

  弁証名：熱   証
  弁証名：陰虚熱   証
  弁証名：陽気虚寒痰食湿濁熱   証

（2）熱互結証名

　熱証の診断ポイントと水飲停留証の診断ポイントが同時にあれば（気滞・瘀血の診断ポイントを除く），熱互結証名を書く。例えば，"水飲熱互結証"。もし虚証も寒証もあれば，まず虚証名を書いて，次に寒証名などという順番で書く。例えば，"陽気虚寒痰食水飲湿濁熱互結証"。

　　　弁証名：水飲熱互結　　　　　　　　　　　証
　　　弁証名：痰食水飲湿濁熱互結　　　　　　　証
　　　弁証名：陽気虚寒痰食水飲湿濁熱互結　　　証

（3）鬱熱証名

　熱証の診断ポイントと気滞（瘀血）の診断ポイントが同時にあれば（痰食・水飲・湿・濁証の診断ポイントを除く），鬱熱証名を書く。例えば，"気滞鬱熱証"または"気滞瘀血鬱熱証"。もし，虚証も，寒証も，気滞証も，瘀血証もあれば，まず虚証名を書いて，次に寒証名・気滞証名などという順番で書く。例えば，"陽気虚寒凝気滞瘀血鬱熱証"。

　　　弁証名：気滞鬱熱　　　　　　　　　　　　証
　　　弁証名：気滞瘀血鬱熱　　　　　　　　　　証
　　　弁証名：陽気虚寒凝気滞瘀血鬱熱　　　　　証

（4）熱化証名

　熱証の診断ポイントと気滞証の診断ポイントと痰食（水飲・湿・濁証）の診断ポイントが同時にあれば，熱化証名を書く。例えば，"気滞痰食熱化証"または"気滞痰食水飲湿濁熱化証"。もし，虚証も，寒証も，気滞証も，瘀血証も，痰食（水飲・湿・濁）証などがあれば，まず虚証名を書いて，次に寒証名・気滞証名などという順番で書く。例えば，"陽気虚寒凝気滞瘀血痰食水飲湿濁熱化証"。

　　　弁証名：気滞痰食熱化　　　　　　　　　　証
　　　弁証名：気滞痰食水飲湿濁熱化　　　　　　証
　　　弁証名：陽気虚寒凝気滞瘀血痰食水飲湿濁熱化　証

あとがき

　1981年に中国の中医大学を卒業後，中医師として病院に勤務していましたが，日常の診療時に，その当時の中医学の状況で困ることが多々ありました。それで，伝統医学を発展させるために，日本に留学しました。日本の大学では医学の研究方法を中心に，いろいろと先生から学びました。

　研究のかたわら，病院，薬剤会社，鍼灸など団体の勉強会や講演会を行いました。そういった場所には，医師や歯科医，鍼灸師などの方が受講に来ていました。中医学が臨床に役立つことは皆さんよく分かっていても，その内容が膨大で，勉強する時間が足りないか，中医学の理論が曖昧で不足の面もたくさんあって，自修しようとしても理解するのが大変難しい，という声をたくさん聞いてきました。

　そういうわけで，2003年5月に，簡単な診察・診断・診療前後の評価ができる舌診論の本を作りましたが，さらに今回，舌診と脈診，動き負荷テスト，臨床病状をも合わせて統計処理を用いて検討した改訂増補版を作りました（舌診の診察診断システムソフトも作った）。

　伝統医学の舌診の基礎教育として非常に役立ち，伝統医学の診察・診断，共通化の発展についても役に立つだろうと考えています。

　2018年5月

陳　勇

陳　勇（ちん・ゆう／chen yong）
中華人民共和国江西省永新県に生まれる
1981年，江西省医学院吉安分院卒業
　　　　　江西省永新県人民医院中医師（1992年より講師）
1993〜95年，九州大学医学部外国人研究員
1995年，福岡大学大学院体育学研究科入学（スポーツ医学専攻，1997年卒業）
1997年，福岡大学外国人研究員（スポーツ医学研究室）
1998〜2008年，鍼灸の専門学校講師
2009年〜，福岡天神医療リハビリ専門学校鍼灸科講師
福岡市在住

著書：『経絡テスト』（共著，医歯薬出版，1999）
　　　『新・臨床中医学入門』（海鳥社，2001）
　　　『舌診論』（不知火書房，2003）
　　　『瘀血論』（不知火書房，2004）
　　　『新・臨床中医学入門［改訂増補版］』（海鳥社，2006）
　　　『脈診論』（海鳥社，2010）
　　　『［新版］新・臨床中医学入門』（花乱社，2018）

舌診論［改訂増補版］
新・臨床中医学　舌診篇

❖

2018 年 6 月 8 日　第 1 刷発行

❖

著　者　陳　勇
発行者　別府大悟
発行所　合同会社花乱社
　　　　〒810-0073 福岡市中央区舞鶴 1-6-13-405
　　　　電話 092（781）7550　FAX 092（781）7555
印　刷　ダイヤモンド秀巧社印刷株式会社
製　本　篠原製本株式会社
［定価はカバーに表示］
ISBN978-4-905327-88-2